Dr Félix LAVOIX

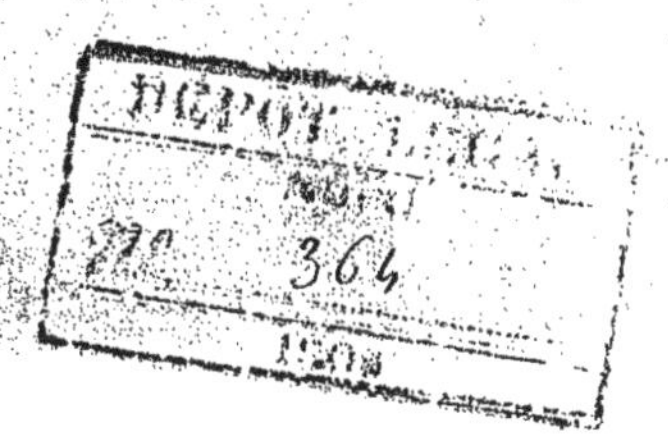

LA MORT

SUITE DE PONCTION LOMBAIRE

LILLE
E. DUFRÉNOY, ÉDITEUR
8, rue Jean-Bart, 8
1909

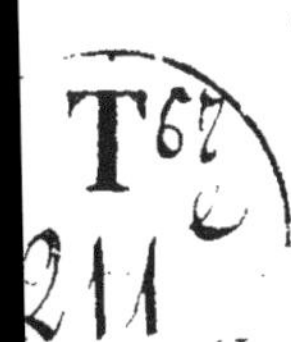

Dr FÉLIX LAVOIX

LA MORT

SUITE DE PONCTION LOMBAIRE

LILLE
E. DUFRÊNOY, ÉDITEUR
8, rue Jean-Bart, 8
1909

A LA MÉMOIRE DE MA MÈRE

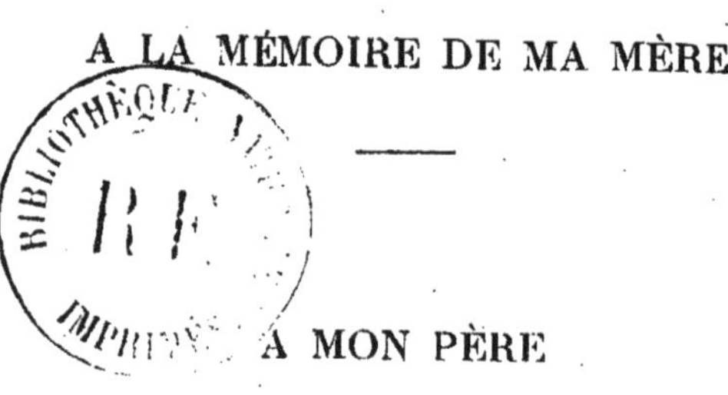

A MON PÈRE

MEIS ET AMICIS

A mon Président de Thèse

MONSIEUR LE PROFESSEUR COMBEMALE

Doyen de la Faculté de Médecine et de Pharmacie de Lille

Professeur de Clinique médicale

Chevalier de la Légion d'Honneur

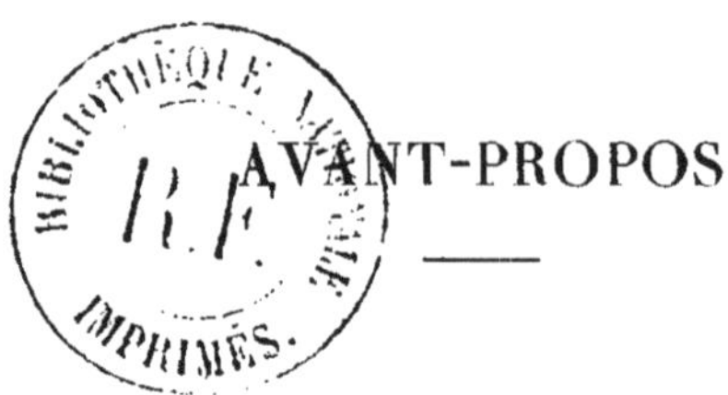

AVANT-PROPOS

Nous sommes heureux, en terminant nos études, d'exprimer notre vive reconnaissance à M. le Professeur COMBEMALE, *dont les leçons et les encouragements nous ont été si précieux, et qui nous a fait l'honneur d'accepter la présidence de notre thèse.*

Le Docteur Jean MINET *nous a donné d'utiles conseils, dont nous avons essayé de faire notre profit. Nous lui en témoignons notre gratitude.*

Nous adressons aussi nos remerciements à tous ceux qui se sont montrés bienveillants pour nous.

Lille, 3 avril 1909.

INTRODUCTION

La ponction lombaire ou rachicentèse, petite intervention ayant pour but d'extraire de l'espace sous-arachnoïdien une certaine quantité de liquide céphalo-rachidien, est pratiquée aujourd'hui d'une façon courante non seulement dans les services hospitaliers, mais même dans la clientèle de ville; et, effectivement, elle est susceptible de rendre des services importants, aussi bien au point de vue diagnostique qu'au point de vue thérapeutique ; et voici nombre d'années déjà, depuis les premières ponctions lombaires de Wynter, de Hulke, et surtout de Quincke, que les auteurs se sont mis d'accord pour regarder la ponction lombaire comme une opération facile à pratiquer et habituellement inoffensive.

Nous disons « habituellement » inoffensive.

C'est qu'en effet la rachicentèse n'est pas toujours ce que certains croient, une simple ponction sans conséquence. Elle expose le malade sur qui on la pratique à des accidents variés, dont les plus bénins sont la céphalalgie, les vertiges, les vomissements, etc...

Dans un assez grand nombre de cas, on a vu ces phénomènes aller jusqu'à la syncope avec perte de connaissance complète. Dans un nombre de cas restreint, enfin, les accidents ont pu s'aggraver jusqu'à conduire le malade à la mort.

Frappé de voir qu'une intervention d'apparence aussi bénigne ait pu occasionner des accidents d'une telle gravité ; frappé surtout d'avoir eu l'occasion d'assister à l'une de ces rachicentèses malheureuses dans le service de M. le Professeur Combemale, nous avons eu l'idée de rechercher les cas publiés de mort après ponction lombaire et d'essayer d'en tirer quelques conclusions pratiques. Hâtons-nous d'ajouter que nous n'entendons point, dans ce travail, établir un réquisitoire contre la ponction lombaire, dont l'utilité diagnostique et thérapeutique, nous le répétons, n'est plus aujourd'hui niée par personne. Nous avons simplement pour but de montrer que l'on ne saurait jamais être trop prudent lorsqu'il s'agit d'interventions sur les centres nerveux, même lorsque cette intervention, comme dans la ponction lombaire, ne va pas les toucher directement ; nous avons simplement eu pour but de mettre en garde contre des accidents dont la gravité n'échappera à personne et d'attirer l'attention du médecin sur un point de pratique qui aurait pu lui échapper s'il ne s'en était rapporté qu'à ce que l'on peut voir dans certaines cliniques ; il y a, en effet, aujourd'hui encore, des salles de consultations où l'on pratique la ponction lombaire comme l'on ferait une injection d'eau distillée sous la peau et où les malades sont renvoyés chez eux à pied aussitôt. En pratiquant de la sorte, on s'expose à des mécomptes graves, dont les précautions les plus minutieuses ne mettent pas d'ailleurs toujours à l'abri.

Nous nous proposons donc, dans notre thèse, d'étudier les cas de mort qui se sont produits après une ponction lombaire, et qui ont pu être attribués directement à l'effet de cette ponction. Nous excluons ainsi les observations où la rachicentèse a été pratiquée chez des malades qui étaient dans le coma, et où elle a été suivie d'une mort qui se serait produite sans elle, selon toute évidence (cas de HEUMBERG). De même, nous excluons de notre étude les observations (BROCA, LEGUEU, BOGDANOVICI, etc...), où la mort survint après injection dans le canal rachidien de substances médicamenteuses, telles que l'iodure de potassium, la cocaïne, etc...; nous les excluons même lorsque leur auteur, tel BOGDANOVICI, attribue à la ponction lombaire seule, et non à l'injection intrarachidienne de cocaïne, les accidents mortels consécutifs, se basant sur l'absence de symptômes d'intoxication cocaïnique.

En résumé, nous avons uniquement en vue dans ce travail les cas où, à la suite d'une ponction lombaire, et selon toute vraisemblance à cause de cette ponction lombaire, et à cause d'elle seule, la mort du malade a été observée.

Ces faits ne sont point tellement exceptionnels, puisque nous avons pu, dans un article récent, écrit en collaboration avec le Dr Jean MINET, en réunir le nombre déjà respectable de 34. Il est probable du reste que ce nombre serait plus élevé encore si tous ceux qui se sont produits avaient été publiés.

Dans le premier Chapitre de cette thèse, après quelques mots d'historique de la question, nous relaterons succinctement les cas que nous avons pu réunir.

Dans un deuxième chapitre, nous rapporterons, en les résumant, les observations déjà parues dans les travaux d'ensemble (thèses de MAYSTRE, de MOINDROT, de SCHNEYDER) et, en les détaillant, les observations plus récentes que nous avons colligées, et auxquelles nous ajouterons un cas que M. le professeur agrégé BRETON a bien voulu nous confier.

Dans un troisième chapitre, faisant la synthèse de ces observations, nous chercherons à préciser autant que possible les conditions cliniques dans lesquelles la mort a suivi la ponction lombaire.

Dans un quatrième chapitre, ayant ainsi exposé les faits, nous essaierons de nous rendre compte de leur valeur intrinsèque ; nous chercherons s'il est possible de les expliquer et de leur trouver une interprétation pathogénique.

Dans un cinquième chapitre, enfin, nous nous efforcerons de rechercher si l'on peut, à l'aide de certaines précautions, se mettre à l'abri d'accidents aussi graves.

Nous espérons de la sorte arriver aussi près qu'il nous est possible du but que nous nous sommes proposé : mettre en garde contre l'éventualité de la « mort après ponction lombaire ».

CHAPITRE PREMIER

HISTORIQUE

La ponction lombaire a été pratiquée pour la première fois en février 1889 par Essex Wynter, puis en 1890 par Hulke ; Wynter la répéta en 1891. Mais le véritable promoteur en fut Quincke, dont le premier mémoire date de mai 1891 : il sut l'étudier avec tant de soin, en décrire si clairement le mécanisme opératoire, en indiquer l'intérêt et les applications pratiques, que cette méthode porte aujourd'hui encore le nom de « ponction de Quincke ».

La rachicenthèse, d'abord peu employée, est bientôt l'objet de travaux nombreux, qu'il n'entre pas dans notre programme de citer tous ici. Rappelons seulement que, comme toute méthode nouvelle, elle est dès l'origine appliquée dans un but thérapeutique, sans grands résultats d'ailleurs, aux affections les plus diverses : chacun veut apporter une modification personnelle à un manuel opératoire encore assez mal déterminé. Abandonnée à peu près complètement en 1893 comme moyen thérapeutique, la ponction lombaire se révèle au contraire un moyen de diagnostic particulièrement précieux entre les mains de WIDAL, SICARD et RAVAUT.

Mais si l'opération de QUINCKE donnait ainsi des résultats intéressants dans de nombreux cas, on ne fut pas longtemps à s'apercevoir, malheureusement, qu'il pouvait n'en être pas toujours de même. Et, au point de vue spécial qui nous occupe, on ne tarda pas à constater qu'une intervention d'apparence si inoffensive pouvait devenir une cause de mort. C'est surtout en Allemagne que des faits semblables se produisirent, et en 1900, la grande majorité des auteurs vivaient sur les conclusions des Allemands, qui regardaient la ponction de Quincke comme un agent thérapeutique dangereux.

Contre cette réaction, la réaction inverse ne devait pas manquer de se produire ; et, en effet, elle ne tarda pas à se produire, surtout en France ; ABADIE, en 1900, affirme que, non seulement la ponction est inoffensive, en particulier dans les tumeurs du cerveau, mais encore qu'elle peut donner des résultats palliatifs intéressants. CHIPAULT publie en 1901 une statistique nombreuse où il ne signale pas d'accidents graves. Mlle PISAREFF, dans sa thèse, se range à l'opinion d'ABADIE. MOINDROT, n'ayant jamais observé d'accidents ni même de troubles attribuables à l'acte opératoire, conclut que, « en prenant soin d'éviter une décom-« pression trop brusque, la ponction lombaire n'est

« pas dangereuse dans les tumeurs cérébrales ». Non seulement ces auteurs la considèrent comme non dangereuse, mais on en arrive même à la considérer comme un procédé de thérapeutique applicable à certains accidents symptomatiques des tumeurs cérébrales, affections au cours desquelles cependant les Allemands avaient eu le plus de mécomptes : c'est à cette conclusion qu'arrive en particulier SCHNEYDER dans une thèse récente, où il rapporte plusieurs observations personnelles à l'appui de cette conception.

Nous voilà donc, aujourd'hui encore, en présence de deux opinions nettement contradictoires : pour les uns, les accidents graves après la ponction lombaire sont évitables et négligeables en présence des résultats thérapeutiques que peut donner une rachicentèse faite avec assez de précautions. Pour les autres, au contraire, il faut compter avec ces accidents, et s'abstenir autant que possible d'une intervention susceptible de causer d'aussi graves mécomptes.

Nous tenons d'emblée à déclarer que nous partageons cette dernière opinion et que, malgré les avantages que l'on a pu parfois retirer de la ponction lombaire, même dans les cas de néoplasies encéphaliques, nous estimons avec de nombreux auteurs qu'il s'agit là d'une intervention dont on doit être ménager, surtout lorsque l'on a diagnostiqué ou simplement soupçonné une tumeur cérébrale. A l'appui de notre opinion, nous allons énumérer, dans ce chapitre d'historique, en suivant l'ordre chronologique, les cas que nous avons pu rassembler de mort après ponction lombaire.

En 1895, observation de LENHARTZ : tumeur cérébrale, mort 7 heures après une ponction lombaire. Observation de LICHTEIM : tumeur cérébelleuse ; mort 36 heures après une ponction lombaire. Cinq observations de FÜRBRINGER : 1° Tumeur cérébrale ; mort deux jours après une ponction lombaire. 2° Tumeur cérébelleuse ; mort 24 heures après une ponction lombaire. 3° Tumeur cérébelleuse ; mort 6 heures après une ponction lombaire : 4° Urémie ; mort 1 heure après une ponction lombaire : 5° Urémie ; mort 5 heures après une ponction lombaire.

En 1895, une observation de KRÖNIG : anévrisme de la sylvienne ; mort 2 heures après une ponction lombaire. Une observation de RIECKEN : tumeur cérébelleuse, mort 3 jours après une ponction lombaire.

En 1897, trois observations de LICHTEIM : 1° Tumeur cérébrale ; mort 1 heure après une ponction lombaire. 2° Tumeur cérébrale ; mort 6 minutes après une ponction lombaire. 3° Tumeur du cervelet ; mort 24 heures après une ponction lombaire. Deux observations de STADELMANN : 1° Hémorragie cérébrale ; mort rapide après une ponction lombaire. 2° Urémie, mort rapide après une ponction lombaire. Une observation de LENHARTZ : tumeur du cervelet ; mort une heure après une ponction lombaire. Deux observations de Nolke : 1° Tumeur de la selle turcique ; mort une demi-heure après une ponction lombaire. 2° Tumeur cérébelleuse ; mort 24 heures après une ponction lombaire. Une observation de Wilms : tumeur cérébelleuse ; mort 5 heures après une ponction lombaire. Une observation de Krönig : typhus récurrent ; mort 5 jours après une ponction lombaire.

En 1899, une observation de Von Hockhaus : myélite aiguë ; mort 12 jours après une ponction lombaire.

En 1900, deux observations de Gumprecht : 1° Tumeur cérébrale ; mort 12 heures après une ponction lombaire. 2° Tumeur cérébrale ; mort deux heures et demie après une ponction lombaire.

En 1901, observation de Mingazzini : kyste hydatique hémisphérique ; mort 12 heures après une ponction lombaire.

En 1903, une observation de Maystre : tumeur cérébrale ; mort trois jours après une ponction lombaire. Une observation de Gayet : tumeur cérébrale ; mort sept jours après une ponction lombaire.

En 1904, une observation de Masing : tumeur cérébrale ; mort quinze heures après une ponction lombaire.

En 1907, une observation de Breton, Minet et Tramblin : tumeur cérébrale ; mort vingt heures après une ponction lombaire.

En 1907, une observation de De Lapersonne et Cerise : tumeur cérébrale : mort soixante heures après une ponction lombaire.

En 1908, une observation de Sergent et Grenet : anévrisme cérébelleux : mort subite au cours d'une ponction lombaire. Une observation de Klose : tumeur cérébrale ; mort subite au cours d'une ponction lombaire. Une observation de Minet et Verhaeghe : sarcome cérébral ; mort six heures après une ponction lombaire.

En 1909, une observation de Breton et Gaehlinger ; méningite tuberculeuse ; mort une heure après une ponction lombaire.

Nous résumons ces diverses observations dans le tableau ci-dessous. Nous y ajouterons deux observations de Oppenheim, dont il ne nous a pas été possible de nous procurer le texte et qui sont rapportées, sans détails, par Sicard à propos de l'observation de De Lapersonne et Cerise.

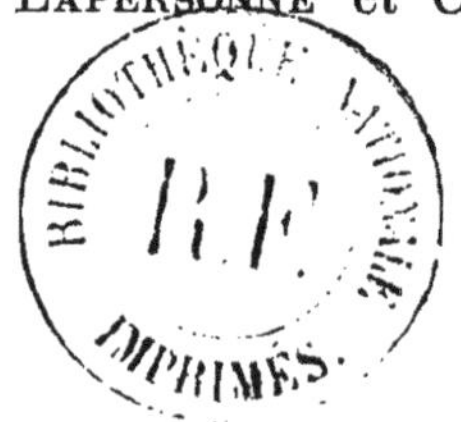

Numéro	Année	NOM DE L'AUTEUR	NATURE DE L'AFFECTION	DURÉE DE LA SURVIE APRÈS LA ponction lombaire
1	1895	Lenhartz	Tumeur cérébrale	7 heures
2	»	Lichteim	» cérébelleuse	36 heures
3	»	Fürbringer	» cérébrale	2 jours
4	»	»	» cérébelleuse	24 heures
5	»	»	» cérébelleuse	6 heures
6	»	»	Urémie	1 heure
7	»	»	»	5 heures
8	1896	Krönig	Anévrisme de la sylvienne	2 heures
9	»	Riecken	Tumeur cérébelleuse	3 jours
10	1897	Lichteim	» cérébrale	1 heure
11	»	»	» cérébrale	6 minutes
12	»	»	» cérébelleuse	24 heures
13	»	Stadelmann	Hémorragie cérébrale	mort rapide
14	»	»	Urémie	»
15	»	Lenhartz	Tumeur cérébelleuse	1 heure
16	»	Nolke	Tumeur de la selle turcique	1/2 heure
17	»	»	Tumeur cérébelleuse	24 heures
18	»	Wilms	» cérébelleuse	5 heures
19	»	Krönig	Typhus récurrent	3 jours
20	1899	Von Hockhaus	Myélite aiguë	12 jours
21	1900	Gumprecht	Tumeur cérébrale	12 heures
22	»	»	» cérébrale	2 heures 1/2
23	1901	Mingazzini	Kyste hydatique du cerveau	12 heures
24	1903	Maystre	Tumeur cérébrale	3 jours
25	»	Gayet	» cérébrale	7 jours
26	1904	Masing	» cérébrale	15 heures
27	1906	Breton, Minet et Tramblin	» cérébrale	20 heures
28	1907	De Lapersonne et Cerise	» cérébrale	60 heures
29	1908	Sergent et Grenet	Hémorragie méningée	mort subite
30	»	Klose	Tumeur cérébrale	»
31	»	Minet et Verhaeghe	» cérébrale	6 heures
32	—	Oppenheim	» cérébrale	mort rapide
33	—	»	» cérébelleuse	»
34	1909	Breton et Gaehlinger	Méningite tuberculeuse	

CHAPITRE II

OBSERVATIONS

Observation I (Lenhartz) (1)

Tumeur cérébrale
Ponction lombaire. — Mort 7 heures après

Pas de renseignements précis. Le malade a ressenti des douleurs de tête très fortes pendant la ponction. Sept heures après, mort.

Autopsie. — Tumeur volumineuse de l'hémisphère cérébral gauche.

Observation II (Lichteim) (2)

Tumeur cérébelleuse
Ponction lombaire. — Mort 36 heures après

Femme de 37 ans, avec sarcome de l'hémisphère cérébelleux gauche.

Depuis un an, la malade présente de la céphalée,

(1) *Munchener med. Woch.*, 1895, n° 8.
(2) *Berliner Klin. Woch.*, 1895, Jahrg. XXII, n° 13.

des vomissements, des vertiges, des convulsions, de la stase papillaire. Le pouls est ralenti, petit, mou. Une ponction lombaire laisse écouler 25 cm^3 de liquide clair. La pression initiale était de 40 m/m ; elle tombe à la fin à 5 m/m. Aussitôt après la ponction, la céphalée diminue dans la nuit.

La céphalée revient le matin. Pendant la journée, abattement profond. Vers le soir, la respiration devient irrégulière. Peu après, mort subite par arrêt brusque du cœur.

Autopsie. — Sarcome du cervelet. Les ventricules sont agrandis et contiennent encore 55 cm^3 de liquide clair.

Observation III (Fürbringer) (1)

Tumeur cérébrale
Ponction lombaire. — Mort 2 jours après

Jeune homme de 18 ans. Céphalée frontale. Stase papillaire. Aphasie motrice. Parésie faciale d'origine centrale. Crises épileptiformes. Douleurs diffuses à la percussion du crâne. Une ponction lombaire donne issue à 22 cm^3 de liquide clair. Pendant la ponction, il se produit une certaine agitation, avec des tremblements ; quelques heures après, amélioration et sommeil. Le pouls bat à 92. Les jours suivants, la céphalée réapparaît ; le pouls descend à 52 ; apathie ; somnolence ; ptosis du côté droit.

Deux jours après la ponction, mort brusque par paralysie de la respiration.

Autopsie. — Tumeur de la grosseur d'une pomme

(1) *Berliner Klin. Wock.*, 1895, Jahrg., XXI, n° 13, et *Centralblatt für innere medicin*, 1896.

dans l'hémisphère gauche, région frontale ; les ventricules sont modérément agrandis. Liquide sous-arachnoïdien très peu abondant dans la partie supérieure du canal rachidien, mais abondant dans la cavité crânienne.

Observation IV (Fürbringer) (1)

Tumeur cérébelleuse
Ponction lombaire — Mort 24 heures après

Ce cas avait été amélioré un an auparavant par la trépanation. Depuis, de violentes céphalées étaient réapparues.

Une ponction lombaire laissa s'écouler 50 cmc. de liquide. Pendant l'écoulement, accroissement de la céphalée ; ensuite, amélioration légère. Au bout de 24 heures, mort subite.

Autopsie. — Tumeur du cervelet. Liquide sous-arachnoïdien très peu abondant dans la partie supérieure du canal rachidien, mais très abondant dans la cavité crânienne.

Observation V. — Fürbringer (2)

Tumeur cérébelleuse — Ponction lombaire —
Mort 6 heures après

Homme de 29 ans. Depuis quelques années phénomènes cérébraux légers. Depuis plusieurs jours céphalées violentes, vertiges, vomissements, stase papillaire à droite. Le pouls oscille entre 80 et 90.

(1) *Berliner Klin. Woch.*, 1895, Jahrg. XXI, n° 13, et *Centralblatt für innere medicin*, 1896.

(2) *Loco citato.*

Une ponction lombaire donne issue à 50 cm³ de liquide céphalo-rachidien clair.

Le pouls reste sensiblement le même après la ponction ; la céphalée diminue légèrement. Bientôt, le malade tombe dans le coma et meurt au bout de 6 heures par paralysie respiratoire.

Autopsie. — Tumeur de l'hémisphère droit du cervelet. Ventricules cérébraux très dilatés, distendus par une énorme quantité de liquide cérébro-spinal. Congestion intense du poumon.

Observations VI et VII (Fürbringer) (1)

Urémie. — Ponction lombaire. — Mort 1 heure et 5 heures après

Il s'agit de deux urémiques, chez qui la ponction lombaire fut faite dans un but thérapeutique.

Chez l'un de ces malades, on a soutiré 90 cm³ de liquide ; on a observé des convulsions immédiatement après la ponction, et la mort est survenue au bout d'une heure.

Au deuxième malade, on a enlevé 50 cm³ de liquide cérébro-spinal. Pas de convulsions. Mort 5 heures après.

Observation VIII (Krönig) (2)

Anévrisme de la sylvienne. — Ponction lombaire Mort 2 heures après

Une fillette, pour laquelle le diagnostic de tumeur cérébrale avait été formulé, d'ailleurs avec beaucoup de

(1) *Loco citato*.

(2) Académie de Méd. de Berlin, 17 nov. 1897. — XIVe Congrès all. de Méd. intern. Wiesbaden, avril 1896. — XVe Congrès all. de Méd. intern. Berlin, juin 1897.

réserves, succomba après une ponction qui avait donné issue à 15 cm³ de liquide hémorragique. Après 3 minutes, la partie supérieure du corps s'était couverte d'une éruption scarlatiniforme ; les pupilles s'étaient dilatées considérablement ; une apnée subite était apparue.

Malgré une demi-heure de respiration artificielle, mort 2 heures après la ponction.

Autopsie. — On trouve un anévrisme de l'artère sylvienne. La mort a été causée par une rupture ; l'hémorragie s'est propagée dans le ventricule latéral droit, dans le 4e ventricule, et même dans les enveloppes de la moelle. Il est probable que l'anévrisme s'était rompu préalablement et qu'au moment de la ponction un changement de pression trop subit a occasionné le déplacement d'un caillot obturateur.

Observation IX (Riecken) (1).

Tumeur cérébelleuse
Ponction lombaire. — Mort 3 jours après

Il s'agit d'un homme chez qui, le diagnostic de tumeur intracrânienne ayant été discuté, une ponction lombaire fut faite dans un but à la fois diagnostique et thérapeutique. Trois jours s'écoulèrent sans graves incidents ; le troisième jour, mort subite.

Autopsie. — Tumeur cérébelleuse.

Observation X (Lichteim) (2)

Tumeur cérébrale
Ponction lombaire. — Mort 1 heure après.

Il s'agit d'une femme de 30 ans, présentant des

(1). *Deut. Arch. f. Klin. med.*, 1895, Bd. LVI. n° 1.

signes de probabilité de tumeur intracânienne. La malade était dans le coma *avant* la ponction lombaire, qui donna issue à 20 cm³ de liquide. Mort 1 heure après.

Autopsie. — Tumeur hémisphérique.

OBSERVATION XI (LICHTEIM) (1)

Tumeur cérébrale
Ponction lombaire. — Mort 6 minutes après

Jeune femme de 19 ans, atteinte de tumeur cérébrale. Une ponction lombaire laisse écouler 30 cm³ de liquide céphalo-rachidien clair. La pression tombe de 60 m/m à 0. Six minutes après, mort par arrêt de la respiration.

OBSERVATION XII (LICHTEIM) (2)

Tumeur du cervelet. — Ponction lombaire
Mort 24 heures après

Il s'agit d'un jeune homme de 14 ans, porteur d'une tumeur cérébelleuse. La ponction lombaire retire 20 cm³ de liquide clair. Le lendemain, mort par paralysie respiratoire.

OBSERVATION XIII (STADELMANN) (3)

Hémorragie cérébrale. — Ponction lombaire
Mort rapide

STADELMANN s'exprime de la façon suivante : « Je

(1) *Deut. Zeit. f. Nervenh.*, 1897.
(2) *Loco citato.*
(3) Soc. de Méd. int. Berlin, 20 oct. 1897, 19 mai 1899.

n'ai pu réussir à diminuer les signes de compression cérébrale chez les apoplectiques en évacuant une certaine quantité de liquide céphalo-rachidien par ponction.

A la suite de cette intervention j'ai même vu l'hémorragie se renouveler et mon malade succomber.

A l'autopsie on a trouvé un épanchement sanguin sous les enveloppes cérébrales et dans la partie gauche du quatrième ventricule. »

Observation XIV (Stadelmann) (2)

Urémie. — Ponction lombaire. — Mort rapide

Le malade, urémique depuis longtemps, présentait des convulsions à répétition et était dans un état général qui faisait craindre le coma imminent. Une ponction lombaire fut pratiquée dans le but théorique d'amener la cessation des convulsions par la décompression des centres nerveux ; la mort ne se fit pas attendre, au milieu de phénomènes respiratoires et cardiaques.

Observation XV (Lenhartz) (1)

Tumeur du cervelet
Ponction lombaire. — Mort 1 heure après

Il existait des signes indubitables de tumeur intracrânienne. La ponction lombaire fut suivie de la mort très rapidement (au bout d'une heure).

A l'*autopsie,* tumeur cérébelleuse volumineuse.

(1) XVe Congrès allemand de Méd. int. Berlin, juin 1897.

OBSERVATION XVI (NOLKE) (1)

Tumeur de la selle turcique
Ponction lombaire. — Mort 1/2 heure après

Dorothée A..., ménagère, 51 ans, entre le 8 novembre 1896. Le commencement de la maladie remonte à plusieurs années ; elle avait débuté par des maux de tête, augmentant de temps en temps et s'accompagnant de vomissements. Diminution progressive de l'acuité visuelle ; la démarche est oscillante. Quatre jours après, les céphalées deviennent plus intenses, l'état général décline, le malaise augmente. A son entrée, la malade était dans un état somnolent ; aucun phénomène de paralysie, aucun signe d'hémiplégie ; seulement un peu plus de faiblesse à droite qu'à gauche. Le pouls est petit. La papille est pâle, les vaisseaux étranglés.

La ponction lombaire, pratiquée le 9 novembre 1896, donne une pression initiale, en eau, de 200 m/m. Elle s'abaisse jusqu'à 140 et même 90. Le liquide coule très lentement. On en évacue 5 cm^3. La pression tombe alors à 40. La ponction est interrompue.

D'après les commémoratifs, on devait s'attendre à une forte pression intracrânienne : les céphalées, les vomissements étaient très prononcés. La ponction donne au contraire un résultat négatif. La respiration, aussitôt après, devient saccadée ; elle s'interrompt, pour ne reprendre que par des excitations intenses et par la respiration artificielle. Une demi-heure après, mort.

(1) *Deut. med. Woch.*, 1897.

OBSERVATION XVII (NOLKE) (1)

Tumeur cérébelleuse. — Ponction lombaire
Mort 24 heures après

Théodore S..., domestique, 25 ans, entre le 11 août 1897. Crises vertigineuses depuis un an, accompagnées dans ces derniers temps de vomissements. Céphalées violentes et persistantes ; troubles de la vision ; marche incertaine. Stase papillaire double ; à gauche, atrophie commençante.

Les 12 et 13 août, attaques de vertiges suivies de perte de connaissance ; la dernière attaque s'accompagne de contractures cloniques dans les bras et les jambes ; après quelques minutes, le malade revient à lui. Ponction lombaire le 14 août 1897. On retire 15 cm³ de liquide cérébro-spinal. La pression descend de 440 à 150 m/m. On interrompt la ponction à cause de la céphalée.

Le lendemain à midi, mort subite.

L'autopsie montre les ventricules très agrandis, avec une compression très marquée du cervelet.

OBSERVATION XVIII (WILMS) (2)

Tumeur cérébelleuse
Ponction lombaire. — Mort 5 heures après

D..., 23 ans, présentant le syndrome classique d'une tumeur intracrânienne ; forte stase papillaire, vertiges, vomissements, céphalée, ataxie, paralysie faciale.

(1) *Loco citato.*
(2) *Munchener med. Woch.*, n° 3, p. 53.

Une ponction lombaire laisse écouler lentement 15 cm³ de liquide clair. La pression tombe de 140 à 0. Cinq heures après, mort par arrêt de la respiration.

A *l'autopsie*, sarcome de l'hémisphère cérébelleux droit ; forte dilatation des ventricules latéraux.

OBSERVATION XIX (KRÖNIG) (1)

Typhus récurrent
Ponction lombaire. — Mort 3 jours après

KRÖNIG a pratiqué la ponction lombaire chez un malade atteint de typhus récurrent. La mort est survenue au bout de 3 jours.

OBSERVATION XX (VON HOCKHAUS) (2)

Myélite aiguë
Ponction lombaire. — Mort 12 jours après

Il s'agit d'une femme âgée de 63 ans, qui entra à l'hôpital avec les symptômes de myélite aiguë.

Vu l'état grave de la malade, le professeur VON HOCKHAUS craignit une compression exagérée des centres nerveux et fit une ponction lombaire. La pression était de 125 m/m ; elle tomba à 0 m/m, après soustraction de 25 cm³ de liquide céphalo-rachidien.

La malade reprit un peu connaissance, mais tout de suite se plaignit de douleurs atroces au niveau du front et de l'occiput.

(1) Acad. de Méd. de Berlin, 1897, 17 novembre.

(2) *Deut Zeit. f. Nervenheilkunde*, 1899, Bd XV, s. 395.

Le lendemain, l'état avait empiré ; la fièvre avait augmenté.

Le malade mourut 12 jours après la ponction.

A l'*autopsie*, on trouva une congestion intense de l'encéphale et de nombreuses hémorragies punctiformes au niveau des méninges.

OBSERVATION XXI (GUMPRECHT) (1)

Tumeur cérébrale. — Ponction lombaire Mort 12 heures après

Il s'agit d'une femme de 20 ans. Dans ses antécédents personnels, rien à signaler. Au commencement de l'été de 1898, la malade est prise de vertiges avec perte de connaissance. A la fin d'août, apparaissent des douleurs subites à la nuque. En septembre, amblyopie. Plus tard, céphalée, malaises et vomissements. La malade tient la tête penchée en arrière et garde le lit, ne parle plus et enfonce sa tête sous l'oreiller.

État le 10 octobre 1898. — Aspect général bon. La malade, complètement apathique, garde le lit. Pour s'asseoir, elle est obligée de se servir de ses bras. La température est à 36°, le pouls bat à 96 ; les mouvements respiratoires sont au nombre de 22 par minute.

Les organes thoraciques et abdominaux sont intacts. Intégrité des mouvements du front et des yeux ; la percussion du crâne est indolore. Ataxie dans les mouvements des bras, surtout à gauche. Notion de position intacte. Pas d'ataxie des jambes ; marche traînante à gauche. Pas de signe de Romberg. Réaction pupillaire à la lumière plus faible à gauche qu'à droite. Réflexe rotulien absent, réflexe plantaire faible. Sensibilité intacte. Stase papil-

(1) *Deut. med. Woch.*, 1900.

laire des deux côtés. La parole est intacte également.

Après quelques jours, malaises, vomissements, parésie faciale droite.

29 octobre. — Ponction lombaire. Aussitôt la sortie du liquide, la pression tombe à 180. Après l'écoulement de 5 cm³. la céphalée s'accroît. La ponction est interrompue. Dans les heures qui suivent, amnésie, délire, pouls irrégulier. Le soir, à 9 heures un quart, la malade se cyanose. Une heure de respiration artificielle ne suffit pas à la ranimer. La mort arrive à dix heures et demie.

A l'*autopsie*, tumeur gliomateuse de la couche optique.

Observation XXII (Gumprecht) (1)

Tumeur cérébrale
Ponction lombaire. — Mort 2 heures 1/2 après

A. A..., 23 ans, peintre, malade depuis 9 mois. Céphalée, marche titubante, vomissements ; un médecin lui a dit qu'il avait de l'intoxication saturnine.

17 décembre 1899. — Le malade couché indifférent, ne parle pas spontanément, se souvient de son passé très incomplètement. Présente le liseré gingival de l'intoxication plombique. Les membres sont flasques, sans aucune paralysie apparente. Les mouvements de la face sont intacts.

18 décembre. — Ponction lombaire à midi et demie. On retire environ 10 cm³. La pression du début est à 210 ; à la fin, elle tombe à 120. Après la ponction l'état reste stationnaire. A deux heures quarante-cinq, forte cyanose ; les mouvements respiratoires

(1) *Loco citato.*

cessent ; le pouls devient petit et lent. A trois heures, mort.

Autopsie. — Tumeur intéressant les deux tiers postérieurs des couches optiques.

Observation XXIII (Mingazzini) (1)

Kyste hydatique hémisphérique
Ponction lombaire. — Mort 12 heures après

Chez un malade souffrant depuis un certain temps déjà de phénomènes attribuables à une tumeur cérébrale, Mingazzini pratique la ponction lombaire. Des accidents apoplectiformes surviennent immédiatement ; le sujet tombe dans le collapsus et meurt 12 heures après la ponction, par arrêt de la respiration.

A l'*autopsie*, kyste hydatique du lobe occiptal.

Observation XXIV (Maystre) (2)

Sarcome cérébral. — Ponction lombaire
Mort 3 jours après

Lucie Z..., 45 ans, entrée à l'Hôpital-Général, service du Professeur agrégé Védel, le 26 mars 1902.

Il y a 3 ans, elle s'est présentée à la consultation de M. Rauzier avec de la céphalée, de la torpeur intellectuelle et physique, et des crises convulsives limitées au membre supérieur gauche. M. Rauzier, retrouvant chez cette malade des signes indubitables de syphilis, porta le diagnostic de méningite syphilitique localisée et institua le traitement spécifique.

(1) *Deut. Archiv. f. nervenheilkunde*, 1901, t. 19.
(2) Thèse Montpellier, 1903.

La malade suivit très imparfaitement ce traitement. Son état resta le même et les crises épileptiformes augmentèrent de fréquence.

Le 30 janvier 1902. M. Grasset, qui la vit, fit aussi le diagnostic d'épilepsie jacksonienne d'origne syphilitique.

Après son entrée à l'hospice des vieillards et incurables, elle voit les crises se répéter de temps en temps, caractérisées comme suit : brouillard devant les yeux, vertige, sensation de chute. La malade appelle, ne perd pas entièrement connaissance, fait quelques mouvements, écume très peu. Elle ne se mord jamais la langue. En revanche, elle a de l'incontinence (urine et matières fécales), quelques vomissements. Pas de stertor. Après l'attaque, abrutissement pendant deux heures.

Examen le 4 novembre. — La jambe gauche traîne légèrement. Les membres supérieurs ne présentent rien de particulier. Tous les réflexes sont exagérés, Les réflexes pupillaires sont normaux ; jamais de diplopie. Léger tremblement de la langue ; un peu d'inégalité pupillaire.

Le 25 janvier, la malade est fatiguée depuis quelques jours ; elle traîne la jambe gauche ; elle présente des esquisses d'attaques apoplectiformes (chute du lit, de la chaise) ; elle a de l'embarras marqué de la parole (empâtement, bredouillement). En même temps, son intellectualité devient de plus en plus défectueuse : obnubilation plus marquée ; délire calme et incohérent.

Pour éclairer le diagnostic de méningite syphilitique ou de paralysie générale, on pratique une ponction lombaire le 27 janvier à 10 heures du matin. Hypertension très marquée ; 20 cm^3 de liquide clair, ne donnant pas de culot de centrifugation, ne contenant pas de leucocytes. Dans la soirée, vomissements avec un peu de céphalée ; pas de fièvre.

Le 28, à 9 heures du matin, abattement ; quelques nausées ; céphalée un peu augmentée. Température : 37°. A quatre heures du soir, brusquement, la malade, après quelques mouvements dans les muscles de la face, tombe dans un état comateux : stertor ; résolution musculaire ; quelques mouvements sont ébauchés du côté droit ; sensibilité conservée ; pas de Kernig ; réflexes diminués aux membres inférieurs, exagérés aux membres supérieurs. Pupilles moyennes, égales, contractiles. Température : 38°1. Pouls : 105.

Le 19 janvier, à 8 heures du matin, même état. Température : 36°2 ; pouls : 84. A 10 heures, la paralysie est bien marquée du côté gauche ; le malade fume la pipe de ce côté. Pas de Babinski. A 4 heures, température : 37°6 ; pouls : 112,

Le 30 janvier au matin, coma, stertor, résolution complète. La température monte progressivement ; à 3 heures du matin, elle atteint 41°3. Mort à trois heures et demie.

Autopsie. — A l'ouverture de la boîte crânienne, du sang s'écoule en abondance. Du côté de l'hémisphère droit, tumeur formant une saillie gris-violacée, dure, très vascularisée, lisse, sauf sur les bords, où elle présente quelques lobulations arrondies et un aspect granuleux. La tumeur s'enfonce dans le cerveau. Elle est énucléable et on la sépare facilement de la substance cérébrale. Elle a réduit le ventricule latéral à une cavité à peu près virtuelle. Extérieurement, elle est limitée par la moitié supérieure de la frontale ascendante, la partie médiane de la pariétale ascendante réduite de moitié dans cette partie ; par la troisième frontale ; en haut et en avant, par la première frontale, qui a presque complètement disparu dans sa partie supérieure.

A l'examen histologique, il s'agit d'un sarcome angiomateux (endothéliome).

Au niveau de la protubérance, on trouve deux foyers d'hémorragie récente : le premier dans la partie inférieure et moyenne de la protubérance, le deuxième dans la partie inférieure.

Observation XXV (Gayet) (1)

Tumeur cérébrale
Ponction lombaire. — Mort 7 jours après

Le 1er avril 1903 s'est présentée à la consultation une fille de 30 ans, de haute stature et vigoureuse, qui venait du Jura avec une perte complète de la vision des deux yeux, remontant à deux mois environ. Au début, elle pouvait encore lire une lettre, mais, depuis, la cécité était devenue complète des deux côtés. A part un peu d'hébétude de la physionomie, résultant de l'état amaurotique, et caractérisée par la fixité du regard, par un peu de divergence des deux yeux et l'élargissement de la pupille, on ne pouvait signaler aucune particularité dans l'attitude. La démarche était régulière ; pas d'incertitude dans les mouvements. Légère diminution des réflexes rotuliens. La sensibilité et les appareils sensoriaux étaient intacts.

L'examen ophtalmoscopique montre deux papilles énormément gonflées, floues sur leurs bords, traversées par des veines volumineuses et gorgées, et par des artères plus fines : papilles étranglées.

(1) Société de Chirurgie de Lyon, 1903.

La malade souffrait aussi de céphalées atroces ; tous les moyens furent essayés pour les calmer.

Le 9 avril au matin, ponction lombaire. On recueille 20 grammes de liquide parfaitement clair. Dans les jours suivants, rien n'est changé dans l'état de la patiente. Le 14 avril, un symptôme se montre : les vomissements. La céphalalgie, un peu diminuée d'abord, s'exaspère ; le 16 au matin, la malade succombe dans le coma.

A l'autopsie, tumeur, du volume d'une orange moyenne, dans le lobe occipital droit.

Observation XXVI (Masing) (1)

Sarcome cérébral
Ponction lombaire. — Mort 15 heures après

Une jeune paysanne de 22 ans, Julia K..., entre le 9 avril 1903 dans la Clinique du Professeur Dehio, à Dorpat, se plaignant de céphalée intense et de troubles de la vue

Elle a toujours été bien portante. Au printemps 1902, elle tomba d'une balançoire ; elle perdit connaissance pendant une heure et s'en remit dans la suite. A l'automne de la même année, elle eut des douleurs abdominales et des vomissements, qui se passèrent au bout de deux mois. En décembre 1902, apparaissent des céphalées, quelques crampes et, de temps en temps, des crises vertigineuses. Depuis six semaines, diminution de l'acuité visuelle ; à la fin de mars 1903, cécité presque complète.

Actuellement, la malade, assez robuste, est couchée d'une façon apathique, avec les yeux mi-clos ; elle donne des réponses lentes. De temps en temps, elle

(1) *St-Petersburger med. Woch.*, 1904, n° 1.

se plaint de céphalée, qu'elle ressent surtout à droite ; la mémoire et l'intelligence semblent conservées. Au premier examen, il y a encore quelque sensibilité à la lumière ; elle peut, en effet, avec son œil droit, voir la flamme d'une bougie ; plus tard, cette sensibilité disparaît.

Stase papillaire double très prononcée. Pupilles élargies, immobiles, ne réagissant plus à la lumière, mais se rétrécissant encore pour l'accommodation. La moitié gauche du corps, et surtout de la face, est légèrement parésiée. Pas d'incoordination. Les réflexes cutanés et tendineux des extrémités supérieures sont normaux. Pas de réflexe rotulien.

Rien d'anormal du côté des organes internes.

10 avril. — On fait une saignée de 300 cm³. Allégement consécutif ; à l'intérieur, iodure de potassium.

14 avril. — Même état. Sueurs profuses après injection de 2 milligrammes de pilocarpine.

17 avril. — A 11 heures du matin, ponction lombaire. Il s'écoule 30 cm³ d'un liquide clair, presque incolore. Déjà, pendant la ponction qui avait duré un quart d'heure, il se fit sentir un malaise et de fortes céphalées. Dans les heures suivantes, vomissements répétés, agitation, crampes, pouls filiforme. Après quelques heures encore, état somnolent. Mort dans le coma quinze heures après la ponction.

Autopsie. — Le lobe temporal droit présente un foyer hémorragique de la grosseur d'un œuf de poule, qui s'étend jusqu'au corps strié. Le contenu de ce foyer est constitué par des caillots rouges, nous apparaissant encore assez frais. Les parois du foyer sont déchiquetés ; on ne remarque aucun commencement d'enkystement. Les espaces sous-arachnoïdiens contiennent une petite quantité de liquide hémorragique.

L'examen microscopique des parois du foyer fait reconnaître un sarcome à cellules rondes qui, très probablement, provient des cellules de la névroglie. Donc la mort est arrivée à la suite d'une apoplexie qui, de son côté, a été amenée par la ponction lombaire.

L'autopsie ne peut pas dire si, antérieurement à la ponction, il s'est produit des hémorragies dans la tumeur.

Observation XXVII (Breton, Minet et Tramblin) (1)

Gliome cérébral

Ponction lombaire. — Mort 20 heures après

Le *27 avril 1906*, MM. Breton, Minet et Tramblin présentent à la Société de Médecine du Nord le cerveau d'un homme décédé dans le service de M. le Professeur Combemale. Les auteurs se contentent alors de présenter la pièce à la Société et n'insistent pas sur les conditions dans lesquelles s'est produite la mort, conditions qu'ils ont bien voulu nous rapporter.

La pièce anatomique est remarquable par son volume, le cerveau pesant 2 kilos environ. Tout l'hémisphère droit, augmenté de volume, est infiltré par une tumeur paraissant vasculaire, présentant des lacunes de désintégration, se confondant uniformément avec le tissu sain limitrophe et s'étendant depuis la partie la plus antérieure du lobe frontal jusqu'en un point répondant à la scissure calcarine. Deux prolongements inférieurs atteignent la base du crâne, au niveau des bandelettes optiques. L'aspect extérieur

(1) *Écho médical du Nord*, 1906, n° 21, p. 236, et communication orale.

répond, suivant le Professeur CURTIS, à celui d'un gliome.

L'évolution de l'affection a pu être suivie près de deux ans. L'individu a présenté successivement une paralysie du moteur oculaire externe droit, qui a rétrocédé quelques mois pour réapparaître bientôt ; des crises d'épilepsie jacksonienne gauche, crises qui n'ont pas tardé à se généraliser ; un sommeil profond, ininterrompu pendant seize jours, s'est reproduit plusieurs fois ; enfin, la vision a fini par disparaître complètement.

L'analyse du liquide céphalo-rachidien avait montré, au moment où le sujet était plongé dans son sommeil prolongé, l'existence d'un sucre dextrogyre, et MM. VANSTENBERGHE et BRETON, qui ont fait l'analyse et observé le fait clinique, rapprochent ce sommeil de celui que GIRAUDEAU signale au cours du diabète.

La mort, qui fut consécutive à une seconde ponction lombaire, avait été précédée d'une période de un mois environ, au cours de laquelle le malade avait récupéré toutes ses fonctions intellectuelles, obnubilées depuis longtemps. L'état physique lui-même s'était amélioré, et la guérison n'était entravée que par la non-récupération du sens visuel.

Une ponction lombaire fut faite dans le but de rechercher si le liquide céphalo-rachidien contenait encore dans les mêmes proportions le sucre constaté lors de la période de sommeil. Elle donne issue à vingt-cinq centimètres cubes de liquide environ, sous pression. Le malade se plaignit d'une vive céphalalgie pendant la ponction; puis, une heure après, la céphalalgie avait disparu, et il déclara qu'il voyait les personnes placées devant lui (or, la vision avait disparu depuis déjà longtemps) ; mais bientôt il tombait dans une demi-somnolence, d'où il ne sortait dans l'après-midi qu'à deux ou trois reprises, pour se plaindre de céphalalgie ; la nuit se passait dans les mêmes conditions de somnolence et on ne s'en occupait pas trop, car ce n'était pas la première fois que cela se produisait chez le malade. Le lendemain matin, à 6 heures, il mourait subitement quelques secondes après avoir adressé la parole à l'infirmier de service.

Observation XXVIII (De Lapersonne et Cerise) (1)

Mort 60 heures après une ponction lombaire, chez un individu atteint de tumeur cérébrale

Il s'agissait d'un homme de 24 ans, employé dans une Compagnie de chemin de fer, qui se présentait à nous le 23 mars dernier pour des troubles de la vue. L'examen à l'ophtalmoscope faisait reconnaître tout de suite une énorme stase papillaire, plus prononcée à droite qu'à gauche, avec papille très saillante dans le fond de l'œil, sans contours nets, très étalée ; veines volumineuses et tortueuses avec hémorragies rétiniennes multiples le long des vaisseaux. Les pupilles étaient très dilatées et, du côté gauche, la réaction lumineuse était presque abolie ; malgré cela, l'acuité visuelle n'était pas mauvaise :

VOD = 0,5
VOG = 0,7

Comme symptômes généraux, notre malade présentait un peu de courbature musculaire, de l'inaptitude au travail sans changement de caractère. Les réflexes patellaires étaient normaux ; pas de signe de Babinski,

(1) Société de Neurologie, séance du 2 mai 1907 (*Revue neurologique*, 1907, p. 517).

pas de troubles de la sensibilité, pas de paralysies oculaires, rien du côté des nerfs de la base.

Le seul trouble qu'accusait cet homme c'était une tendance très prononcée à tomber à droite, pouvant faire songer à l'ataxie frontale de Burns.

Le malade n'était ni tuberculeux ni syphilitique ; il a deux enfants bien portants ; sa femme n'a pas fait de fausse couche.

L'affection remontait à 3 mois. A la fin de décembre, il a éprouvé des troubles gastriques, des maux de tête et une inaptitude absolue au travail. Les maux de tête se sont accentués en janvier et février ; ils siégaient surtout à droite et s'accusaient à l'occasion d'un effort. A ce moment ont commencé des vomissements ayant tous les caractères des vomissements cérébraux : répétés, faciles et sans nausées ; pas de constipation. En mars, tous ces phénomènes paraissaient s'amender et les troubles visuels faisaient leur apparition.

Après avoir mis le malade en observation pendant quelques jours, et bien que le diagnostic de tumeur cérébrale nous parût assez certain, nous nous sommes décidés à demander à la ponction lombaire un supplément d'information.

Cette ponction a été pratiquée par notre interne, M. Cerise, qui en a pratiqué un très grand nombre et qui les fait avec le plus grand soin. Le malade étant assis sur son lit, l'aiguille est enfoncée au lieu d'élection et pénètre lentement. Le liquide affleure à l'orifice de l'aiguille, mais ne coule pas. Avec une séringue, on amorce la première goutte ; le liquide se met à couler à 100 ou 120 gouttes à la minute ; la quantité totale recueillie est de 9 cm^3 à peine. L'examen cytologique a été négatif.

Le malade, couché à plat, dit qu'il souffre légèrement de la tête.

24 heures après, les douleurs de tête se sont aggravées graduellement depuis la ponction. Le malade a été maintenu au lit : il paraît avoir une torpeur cérébrale. Respiration et température normales ; un peu de ralentissement du pouls. Le soir (32 heures après), l'état s'est aggravé. Pouls à 50, mais régulier. Pas de température (36°,8).

Le lendemain matin, c'est-à-dire après 48 heures, pouls à 40 ; respiration irrégulière. Temp. : 36°,4. Pas de raideur de la nuque ; un peu de contracture des jambes. Torpeur cérébrale complète. Carphologie. Le malade a, dans la journée, deux crises asphyxiques avec cyanose, durant quelques minutes.

Il succombe le soir, à 8 heures, dans une syncope.

Douze heures après la mort, M. Cerise fait la ponction lombaire. Liquide clair ne contenant pas de leucocytes ; ensemencé, il montre, 48 heures après, quelques colonies de staphylocoques.

L'*autopsie* est pratiquée 36 heures après la mort. Organes thoraciques et abdominaux sains. A l'ouverture du crâne, la dure-mère se décolle bien, sauf à la pointe extrême du lobe frontal droit. Les veines de la pie-mère sont dilatées, mais pas de traces d'adhérences, pas de lésions méningitiques. A la partie inférieure du lobe frontal droit, on voit une tumeur ayant le volume d'un petit œuf de poule. La surface, légèrement irrégulière, est un peu plus rosée et plus vascularisée que le reste du cerveau. La région postérieure se dissocie facilement et présente une partie assez ramollie. Le reste a une consistance supérieure à celle du cerveau. A la partie interne et à la partie postérieure, la tumeur a une tendance à se séparer de la substance cérébrale. Elle répond au lobule supra-orbitaire, dont les circonvolutions sont refoulées et aplaties vers la ligne médiane ; en dehors, elle remonte un peu sur la partie externe de l'hémisphère ; en arrière, elle ne dépasse pas le lobe frontal ; en avant, elle va jusqu'à la pointe de l'hémisphère.

L'examen histologique indique qu'il s'agit d'un sarcome.

L'examen attentif, et les coupes macroscopiques de la moelle et du bulbe n'ont pas permis de retrouver des traces d'hémorragies pouvant expliquer la mort.

Observation XXIX (Sergent et Grenet) (1)

Anévrisme cérébelleux
Mort subite au cours d'une ponction lombaire

N..., 24 ans, architecte, n'a jamais eu de maladie grave, nie l'alcoolisme et la syphilis.

Le 3 juillet 1907, il souffre toute la journée d'un grand mal de tête. A 6 heures du soir, il se rend à son bureau. A 7 heures, il monte en omnibus pour rentrer chez lui ; bientôt, il se sent mal à l'aise, a des vertiges et des éblouissements. Il descend et demande chez un pharmacien un cachet anti-névralgique et un cordial. Il gagne son appartement au 5e étage. Là, il est pris de vomissements et se plaint de violentes douleurs dans la nuque, sans céphalée frontale. Quelques instants après, il perd connaissance : sa respiration devient pénible et embarrassée. Le Docteur Clément le voit au bout de 10 à 15 minutes ; il le trouve dans le coma avec une respiration irrégulière et s'attend à le voir succomber en sa présence. Mais, après une demi heure environ, le malade revient à lui, pour

(1) Soc. méd. des Hôpitaux, 5 juin 1908.

retomber d'ailleurs bientôt dans le même état ; il reste cinq jours sans reprendre connaissance, avec des intervalles de délire. Pendant ce temps, il a un hoquet persistant et présente de la raideur de la nuque. Il ne se produit pas de vomissements. Les pupilles sont égales. La température oscille entre 37°5 le matin et 38°6 le soir. Le pouls est ralenti (on note, un soir, 52 pulsations à la minute, avec une température de 38°5). Les urines ne contiennent ni albumine ni sucre.

Lorsqu'il reprend sa connaissance, N... présente, pendant plusieurs jours, des troubles de la mémoire ; il ne se souvient plus qu'il a été malade, ne peut indiquer le jour de la semaine. Mais il reconnaît bien les personnes qui l'entourent et les appelle par leur nom. Sa pensée est lente ; il reste plongé dans un état de torpeur. La fièvre et le ralentissement du pouls persistent jusqu'au 11 juillet.

Pendant cette période, le Docteur Clément et le Docteur Scheving, appelés en consultation, ont pensé à une méningite tuberculeuse et ont prescrit une potion au valérianate d'ammoniaque, l'application de ventouses sèches, puis d'un vésicatoire à la nuque, des frictions au collargol.

Le 11 juillet, le malade paraît entrer en pleine convalescence. La température et le pouls sont normaux ; l'intelligence reprend toute sa lucidité. Cependant, la nuque reste un peu raide.

Le 1er août, N... part au Raincy. Le dimanche 4 août, il joue longtemps du piano ; puis il commence à se plaindre de picotements et de douleurs dans le côté gauche de la tête. Il prend un cachet antinévralgique qui le soulage un peu ; il en prend un second dans la nuit. A 6 heures du matin, il déjeune avec du pain et du chocolat au lait. Presque immédiatement, il ressent une violente douleur dans la nuque, demande à aller à la selle, vomit, dit que tout tourne autour de lui : « Je vois tout à l'envers », ajoute-t-il. Il éprouve une sensation de constriction de la gorge, a du hoquet, de la raideur de la nuque, mais ne perd pas connaissance. La fièvre reparaît. Le médecin parle de crise nerveuse et prescrit du sirop d'éther et du valérianate d'ammoniaque. Le soir même, les symptômes s'atténuent, mais la raideur de la nuque persiste.

Le 8 août, se produit une nouvelle crise semblable à la précédente.

Le 10 août, N... rentre à Paris. Il a de temps en temps du hoquet, des contractions bizarres de la gorge; sa voix est nasonnée ; lorsqu'il boit, les liquides refluent par le nez. Il se plaint toujours de névralgies et de picotements dans le côté gauche de la tête. On constate de l'inégalité pupillaire. La température est normale ; le pouls bat entre 70 et 80 à la minute (il n'est plus jamais redescendu au-dessous de la normale). Plusieurs petites crises de courte durée, sans perte de connaissances, surviennent du *10* au *26 août* ; elles s'accompagnent de raideur de la nuque, de spasme glottique et d'un mouvement de rotation des globes oculaires en haut, les yeux restant grands ouverts.

Le 27 août, le malade étant légèrement constipé, on lui donne un lavement. Aussitôt se produit une grande crise, durant toute la journée, avec raideur de la nuque, spasme glottique, hoquet persistant.

Le 28 août au matin, le Docteur Clément, qui pense à la possibilité d'accidents hystériques, donne au malade 3 pilules de bleu de méthylène. Puis, le même jour, N... entre à l'hôpital Necker, salle Bouley, n° 30.

Il est abattu, répond lentement et avec effort aux questions qu'on lui pose. Il se plaint d'une céphalée occipitale intense, sans douleur frontale, et d'un hoquet continu. La colonne vertébrale est raide, comme soudée, non seulement au niveau de la nuque, mais bien sur toute sa longueur. Tous les mouvements sont douloureux.

Le malade reste couché sur le côté, en chien de fusil. Le ventre est rétracté en bateau.

Le signe de Kernig est très net. On constate une inégalité pupillaire manifeste ; mais, suivant le moment de l'examen, c'est tantôt la pupille droite et tantôt la gauche qui est la plus large ; les réactions à la lumière et à l'accommodation sont normales. On produit très facilement la raie méningitique par l'effleurement de la peau. Il n'y a pas de troubles de la sensibilité cutanée ni de modifications des réflexes rotuliens. Le réflexe pharyngien est aboli.

Le malade n'est pas constipé (il n'a jamais eu de constipation opiniâtre depuis le début des accidents). Il ne vomit pas. Il ne présente pas d'autres symptôme digestif qu'une perte complète de l'appétit.

Il ne tousse plus et ne crache pas, mais, sous la clavicule gauche, la percussion révèle une zone de submatité ; à ce niveau, la respiration est rude, sans bruits surajoutés.

Les bruits du cœur sont normaux ; le pouls est bien frappé.

Un examen minutieux ne révèle aucun stigmate cutané, muqueux, dentaire ou osseux de syphilis acquise ou héréditaire.

Les urines ne contiennent ni sucre ni albumine. Le bleu de méthylène, pris le matin, les colore fortement. (L'élimination du bleu se poursuit pendant 5 jours.)

Température le soir : 37°5.

Le 29 août, on constate les mêmes symptômes. Température : 37° le matin, 38°2 le soir.

On pratique dans la matinée une ponction lombaire, le malade étant dans le décubitus latéral. Le liquide céphalo-rachidien s'écoule avec force en hypertension manifeste. On en retire sans incident 15 cm³. Il est uniformément teinté en rouge. On pose le diagnostic d'hémorragie méningée.

Les jours suivants, l'état reste le même ; la température oscille entre 37° et 38°5. On donne des bains tièdes ; malgré l'absence de tout stigmate, on soupçonne la possibilité de la syphilis et l'on commence le 31 août une série de benzoate de mercure (o gr. 02 par jour).

Le 2 septembre, une nouvelle ponction lombaire ramène encore un liquide hémorragique. L'examen microscopique montre la présence de nombreux globules rouges ; on ne trouve pas de bacilles de Kock. L'ophtalmo-réaction à la tuberculine est négative.

Le 4 septembre, la céphalée est moins violente, la raideur de la nuque a diminué. Le malade répond mieux et semble sortir de sa torpeur. Seul, le hoquet persiste avec la même intensité. La température s'abaisse (36°8 le matin, 37°4 le soir).

L'amélioration s'accentue les jours suivants.

Le 9 septembre, le malade a bien dormi ; la céphalée a considérablement diminué ; il existe encore un peu de raideur de la nuque.

A dix heures du matin, on fait une nouvelle ponction lombaire. Le malade est couché sur le côté droit. Le liquide s'écoule facilement, mais goutte à goutte, sans que l'on ait pratiqué aucune aspiration avec une seringue. Il est beaucoup moins coloré, légèrement jaunâtre. On en a retiré à peine 5 cm³, lorsque le malade se plaint tout à coup d'un grand mal de tête, pousse un gémissement et perd connaissance. Le pouls faiblit un instant, mais se relève aussitôt et reste plein et régulier. Mais la respiration s'arrête progressivement; les mouvements respiratoires, profonds et bruyants, sont séparés par des intervalles atteignant une demi-minute. La face se cyanose, les pupilles se dilatent; le réflexe cornéen disparaît; le malade est complètement inerte.

Sous l'influence d'une injection d'éther, puis d'huile camphrée, et de la respiration artificielle, il paraît revenir à la vie pendant un quart d'heure environ: la face se colore, les pupilles redeviennent normales, quelques mouvements respiratoires se produisent spontanément. Mais bientôt la respiration s'arrête à nouveau; le pouls, qui s'était assez bien maintenu jusqu'à ce moment, faiblit, et le malade meurt à midi, sans avoir repris connaissance, deux heures après la ponction.

Autopsie : 28 heures après la mort. A l'ouverture du crâne, on note l'absence de toute lésion osseuse, ainsi que de toute altération des méninges. Les circonvolutions cérébrales sont aplaties. La sylvienne, les artères de la base ont leur souplesse normale et ne présentent aucune plaque d'athérome. Mais l'examen du cerveau révèle l'existence d'une grosse inondation ventriculaire; les ventricules latéraux et le quatrième ventricule sont remplis de sang; on trouve des caillots moulés dans les ventricules latéraux.

Les coupes de Pitres montrent l'absence de toute lésion hémisphérique en foyer.

Sur la surface inférieure du cervelet, à gauche de la ligne médiane, apparaît une tumeur du volume d'une grosse bille; il s'agit d'un anévrisme développé sur le trajet même de l'artère cérébelleuse inférieure gauche (et non au niveau d'une bifurcation), et comprimant le bulbe ; il présente à sa face inférieure une fissure longitudinale occupant presque toute sa longueur ; par sa face supérieure, il a contracté avec le cervelet quelques adhérences assez lâches ; il est rempli de caillots.

En suivant en haut le vaisseau, on trouve une nouvelle dilatation anévrismale, non rompue, siégeant immédiatement au-dessus de la précédente, et ayant à peu près le même volume qu'elle ; elle se creuse une loge dans le bord inférieur du pédoncule cérébelleux moyen.

Le péricarde contient quelques grammes de sérosité. Le cœur est globuleux, contracté en systole ; il a une consistance très ferme. Il est complètement vidé de sang. A la coupe, on ne constate aucune lésion de l'endocarde. Il n'y a pas trace d'athérome aortique. Rien d'intéressant du côté des autres organes.

Observation XXX (Klose) (1)

Épendymogliome et gliome kystique du plancher du troisième ventricule. Mort pendant une ponction lombaire.

Un garçon de 13 ans souffrait depuis 2 ans, à la suite d'un traumatisme crânien, de céphalée et de vomissements, survenant par crises de plus en plus rapprochées et s'accompagnant, depuis 3 mois, de contractions de la face, d'affaiblissement intellectuel, de paralysie passagère du bras et de troubles de la parole.

(1) *Archiv f. Kinderheilkunde*, 1908, fasc. 1 et 2. (Résumé dans le *Journal de Chirurgie*)

Il entre à l'hôpital au cours d'une crise plus grave, ayant perdu connaissance. Stase papillaire et atrophie optique des deux côtés. Radiographie négative. Une ponction lombaire donne une amélioration immédiate : l'enfant reprend connaissance, se sent mieux, se lève. La ponction, répétée tous les trois ou quatre jours, maintient cette amélioration de tous les symptômes physiques et intellectuels pendant près de un mois. Puis, à l'occasion d'une petite plaie de la région occipitale, survient une crise plus violente, avec somnolence. On fait une ponction une heure après le début de la crise. L'enfant revient à lui, se trouve mieux ; puis, brusquement, pendant la ponction, il tombe mort.

A *l'autopsie* : énorme dilatation des ventricules. Épendymogliome gros comme une noix, remplissant en partie la quatrième ventricule, et gliome kystique du plancher du troisième ventricule.

Observation XXXI

(Jean Minet et Étienne Verhaeghe) (1)

Sarcome cérébral
Mort 6 heures après une ponction lombaire

Présentation, à la Société de Médecine du Nord, du cerveau d'un homme mort le 6 octobre 1908, dans le service de M. le Professeur Combemale.

Cet homme, âgé de 36 ans, avait déjà fait il y a un an, dans le service, un séjour de six semaines. Il se plaignait alors d'une céphalée profonde, de vertiges, d'étourdissements allant parfois jusqu'à la

(1) Communication à la Société centrale de Médecine du Nord. (Extrait de l'*Écho médical du Nord*, n° du 6 déc. 1908).

chute. Sorti en novembre 1907, il eut depuis des troubles de la vue. Un médecin qui le vit fit craindre à la famille une cécité prochaine. Le malade entra comme incurable à l'hospice de Saint-André. C'est de là qu'il revint dans le service, le 20 octobre 1908, pour des phénomènes d'excitation apparus depuis quelques jours.

On constata chez cet homme des alternatives d'excitation et de somnolence, une contracture musculaire généralisée ; la cécité était devenue complète ; les pupilles étaient inégales. La céphalée était continue et violente, les réponses incohérentes.

Le 6 octobre, une ponction lombaire fut faite à 11 heures du matin dans un but diagnostique. 25 cm. de liquide céphalo-rachidien clair s'écoulèrent en quelques secondes sous forte tension. L'aiguille fut retirée alors que la tension était encore assez forte. et le malade fut replacé dans le décubitus dorsal. Après une période d'excitation, qui dura une demi-heure, il s'endormit fort calme. Vers quatre heures de l'après-midi. la religieuse, étonnée de ce sommeil prolongé, tenta de le faire boire ; il refusa. A cinq heures, on le trouva mort dans son lit.

A l'autopsie, on trouva un cerveau volumineux ; il y avait de la stase du côté de la circulation de retour et, par places, un piqueté hémorragique. Le liquide céphalo-rachidien était abondant, surtout dans les ventricules latéraux. A la face interne et vers la partie inférieure des lobes frontaux, on découvrit une tumeur du volume d'une mandarine, qui avait envahi les deux hémisphères et le corps calleux et dont la limite était assez peu nette. A son niveau, le tissu était friable et parsemé d'îlots hémorragiques. L'examen histologique, pratiqué par M. Dubus, montra qu'il s'agissait d'un sarcome à petites cellules rondes.

Observations XXXII - XXXIII (Oppenheim) (1)

Tumeurs cérébrales
Mort rapide après ponction lombaire

Oppenheim, dans deux cas de mort après ponction lombaire, a trouvé des raptus hémorragiques mésocéphaliques consécutifs à des modifications de pression trop brusques.

Chez l'un de ses malades (tumeur cérébrale), le liquide avait été prélevé en grande quantité. Chez l'autre (tumeur mésocéphalique), le malade s'était levé quelques heures après la ponction.

Observation XXXIV (Breton et Gæhlinger) (2)

Méningite tuberculeuse
Ponction lombaire. Mort une heure après

Le *24 octobre 1908*, entrait à la Clinique médicale de l'hôpital Saint-Sauveur (salle Sainte-Marguerite, lit n° 14) une femme de trente ans, D..., Marie, avec le diagnostic de méningite tuberculeuse. Cette femme, ménagère, était mariée et avait eu trois enfants, dont deux étaient morts en bas-âge. Elle toussait depuis deux ans et avait beaucoup maigri depuis quelques mois. Jamais d'hémoptysie.

Depuis huit à dix jours, elle se plaignait d'une céphalée frontale intense, incessante. Depuis trois jours, elle vomissait sans effort tout ce qu'elle essayait d'absorber. A son entrée à l'hôpital, elle n'avait pas été à la selle depuis quarante-huit heures.

(1) Cité par Sicard. Soc. de Neurologie, séance du 2 mai 1907 (*Revue neurorologique*, 1907, p. 517.

(2) Observation inédite.

Le lendemain de l'entrée, elle fut examinée à la visite par l'un de nous, remplaçant M. le Professeur Lemoine, en congé. Elle présentait des signes de ramollissement du sommet droit et une adénopathie trachéo-bronchique assez marquée. La céphalalgie frontale se maintenait aussi continue, aussi intense qu'aux premiers jours.

La nuque était contracturée et les mouvements passifs de la tête arrachaient des plaintes à la malade. Il existait une photophobie peu accentuée. Le signe de Kernig était des plus nets ; de même la raie méningitique. Il y avait un délire léger, doux, tranquille ; un peu de carphologie.

Le 27 octobre, vers neuf heures et demie du matin, la céphalée étant de plus en plus marquée et ne cédant à aucune thérapeutique, on fait une ponction lombaire : il s'écoule 15 centimètres cubes de liquide clair sous pression. L'examen cytologique, pratiqué extemporanément après centrifugation, y décèle la présence de nombreux petits lymphocytes, avec absence complète de polynucléaires.

La ponction n'amène aucun soulagement et la malade continue à se plaindre de maux de tête ; elle n'accuse pas de vertige. Une heure après la ponction, la religieuse du service, passant auprès de son lit, lui adresse la parole et ne reçoit pas de réponse ; elle s'approche et s'aperçoit que la malade est morte.

L'autopsie, pratiquée vingt-quatre heures après la mort, montre des lésions très discrètes de méningite tuberculeuse peu avancée : aucune altération susceptible d'expliquer une mort aussi rapide.

CHAPITRE III

SYNTHÈSE CLINIQUE

Voici donc réunies 34 observations, publiées aussi bien en France qu'à l'étranger, relatives à des cas de mort consécutive à une ponction lombaire. Avant de passer à la discussion de ces faits, nous ne croyons pas inutile de résumer succinctement en une vue d'ensemble les différentes conditions cliniques dans lesquelles la mort est survenue : nature de la maladie dont était atteint le malade ponctionné ; manuel opératoire de la rachicentèse ; caractère du liquide évacué : précautions appliquées au patient ; durée de la survie ; causes invoqueés pour expliquer la mort : il y a là un certain nombre de points qu'il importe de préciser avant d'aborder la discussion pathogénique des faits.

1° Nature de l'affection

Lorsque l'on jette un regard sur les observations rapportées au chapitre II, ou plus simplement sur le tableau dans lequel nous les avons condensées, on est immédiatement frappé par le nombre de tumeurs céphaliques se décomposant comme suit :

14 tumeurs cérébrales	1. Observ.	I	*Lenhartz.*
	2. »	III	*Fürbringer.*
	3. »	X	*Lichteim.*
	4. »	XI	*Lichteim.*
	5. »	XXI	*Gumprecht.*
	6. »	XXII	*Gumprecht.*
	7. »	XXIV	*Maystre.*
	8. »	XXV	*Gayet.*
	9. »	XXVI	*Masing.*
	10. »	XXVII	*Breton, Minet, Tramblin.*
	11. »	XXVIII	*De Lapersonne et Cerise.*
	12. »	XXX	*Klose.*
	13. »	XXXI	*Minet et Verhaeghe.*
	14. »	XXXII	*Oppenheim.*
9 tumeurs cérébelleuses	1. Observ.	II	*Lichteim.*
	2. »	IV	*Fürbringer.*
	3. »	V	*Fürbringer.*
	4. »	IX	*Riecken.*
	5. »	XII	*Lichteim.*
	6. »	XV	*Lenhartz.*
	7. »	XVII	*Nolke.*
	8. »	XVIII	*Wilms.*
	9. »	XXXIII	*Oppenheim.*

1 tumeur de la selle turcique. — Observation XVI : *Nolke.*
1 anévrisme de l'artère sylvienne. — Observ. VIII : *Krönig.*
1 anévrisme de l'artère cérébelleuse inférieure. — Obs. XXIX : *Sergent et Grenet.*
1 kyste hydatique du cerveau. — Observ. XXIII : *Mingazzini.*

Quant aux autres cas, ils se décomposent de la façon suivante :

3 cas d'urémie	1. Observat.	VI	*Fürbinger.*
	2. »	VII	*Fürbinger.*
	3. »	XIV	*Stadelmann.*
1 hémorragie cérébrale.	Obs.	XIII	*Stadelmann.*
1 méningite tubercul.	»	XXXIV	*Breton et Gaehlinger.*
1 myélite aiguë.	»	XX	*Von Hockhaus.*
1 typhus récurrent.	»	XIX	*Krönig.*

Si nous revenons aux tumeurs cérébrales, affection le plus souvent en cause, et si nous cherchons à nous rendre compte de la localisation habituelle de ces tumeurs dans les cas qui nous occupent, nous trouvons les chiffres suivants :

5 tumeurs du lobe frontal	1. Observ.	III		*Fürbringer.*
	2.	»	XXIV	*Maystre.*
	3.	»	XXVII	*Breton, Minet, Tramblin.*
	4.	»	XXVIII	*De Lapersonne et Cerise.*
	5.	»	XXXI	*Minet et Verhaeghe.*
1 tumeur du lobe temporal :	Observat.		XXVI	*Masing.*
1 tumeur du lobe occipital :		»	XXV	*Gayet.*
2 tumeurs hémisphériques (sans autre précision)	1. Observat.		I	*Lenhartz.*
	2.	»	X	*Lichteim.*
2 tumeurs de la couche optique	1.	»	XXI	*Gumprecht.*
	2.	»	XXII	*Gumprecht.*
1 tumeur du plancher du 3e ventricule :	Obs.		XXX	*Klose.*
2 tumeurs à siège non précisé	1. Observat.		XI	*Lichteim.*
	2.	»	XXXI	*Oppenheim.*

Quant aux caractères histologiques de ces tumeurs encéphaliques (cerveau, cervelet, selle turcique), mis à part les deux cas d'anévrisme et le cas de kyste hydatique, ils ne sont malheureusement pas toujours indiqués par les auteurs. Parmi ceux qui sont précisés, nous relevons :

6 cas de sarcome	1.	Observ.	XVIII	*Lichteim.*
	2.	»	XXIV	*Wilms.*
	3.	»	II	*Maystre.*
	4.	»	XXVI	*Masing.*
	5.	»	XXVIII	*De Lapersonne et Cerise.*
	6.	»	XXXI	*Minet et Verhæghe.*
3 cas de gliome	1.	»	XXI	*Gumprecht.*
	2.	»	XXVII	*Breton, Minet, Tramblin.*
	3.	»	XXX	*Klose.*

2° Manuel opératoire de la rachicentèse

« Aucune observation, écrivait Schneyder en » avril 1908, ne parle de la position où était le » malade au moment de la ponction; les détails » manquent sur l'instrumentation, le point de ponc- » tion, etc. »

Ce manque de détails dans les diverses observations publiées est, en effet, regrettable. Il peut paraître indifférent, à première vue, que l'on ait pratiqué la ponction sur le malade assis ou couché; que l'on ait ou non aspiré le liquide avec une seringue pour faciliter son écoulement; que l'on ait retiré quelques centimètres cubes de liquide de plus ou de moins. Ces renseignements, en réalité, s'il était possible de se les procurer, auraient une importance de tout premier ordre. Dans deux observations seulement, la position du malade nous est indiquée : dans le cas de De Lapersonne et Cerise, il est assis sur le bord du lit; la ponction est faite par M. Cerise, « qui en a pratiqué un très grand nombre et qui les fait avec le plus grand soin »; enfin, chose à noter encore, le liquide affleure à l'orifice de l'aiguille, mais ne s'écoule pas; il faut amorcer avec une seringue la première goutte.

Dans l'observation de Sergent et Grenet, le patient est mis dans le décubitus latéral; il n'est pas nécessaire d'aspirer le liquide, qui, au contraire, s'écoule avec force.

A première vue, avons-nous dit, ces détails peuvent paraître sans intérêt. Nous verrons cependant, au chapitre des précautions à prendre pour s'efforcer de se mettre à l'abri des morts après ponction lombaire, que Sicard leur attribue au contraire une importance de tout premier ordre, et que, en évitant la position assise, l'aspiration du liquide, etc..., on pourrait, selon lui, faire des ponctions lombaires toujours impunément, même dans les cas de tumeur cérébrale.

3° Caractères du liquide évacué

Sur ce point, comme sur le manuel opératoire de la rachicentèse, la grosse majorité des observations sont à peu près muettes. Nous résumerons cependant ici ce qu'elles en disent, car ce renseignement, lui aussi, nous sera fort utile lorsque nous chercherons à nous expliquer le mécanisme des accidents.

La couleur du liquide céphalo-rachidien est presque toujours claire. Nous ne le voyons prendre une teinte anormale que dans les observations de Krönig (n° 8) et de Sergent et Grenet (n° 29), dans lesquelles il s'agit d'anévrismes qui se sont rompus. Partout ailleurs (sauf dans le cas de Masing (n° 26), qui signale un liquide « presque incolore »), le liquide évacué est absolument clair.

La pression est généralement élevée ; seuls, De Lapersonne et Cerise ont noté une pression inférieure à la normale et ont dû pratiquer avec une seringue l'aspiration des premières gouttes. Quant aux autres auteurs, quelques-uns notent une hypertension marquée (MAYSTRE, n° 24). Mais la plupart sont muets sur ce point. Il nous est pourtant permis de conclure à l'existence d'une hypertension parfois considérable, d'après les renseignements donnés sur la chute de pression après la ponction et sur la quantité de liquide évacuée.

La différence entre la pression initiale et la pression après la ponction est stipulée par peu d'observateurs. Sans doute cela tient-il à la nécessité de l'emploi d'un appareil spécial ? Toujours est-il que, dans 6 cas seulement, la variation de pression est précisée :

1. *Lichteim* :	OBSERVAT. II :	de 40 m/m à	5 m/m
2. *Nolke* :	» XVI :	de 200 m/m à	40 m/m
3. *Nolke* :	» XVII :	de 440 m/m à	150 m/m
4. *Wilms* :	» XVIII :	de 140 m/m à	0 m/m
5. *Von Hockhaus* :	» XX :	de 125 m/m à	0 m/m
6. *Gumprecht* :	» XXII :	de 210 m/m à	120 m/m

On voit donc que cette variation de pression ne dépasse pas 35 m/m dans un cas ; mais que, dans un cas, elle atteint 90 m/m ; dans 3 cas, elle atteint de 100 à 200 m/m ; dans un cas, enfin, elle arrive presque à 300 m/m.

La quantité de liquide évacué doit aussi retenir un moment notre attention ; car nous verrons plus tard que SICARD lui a attribué une bonne part des méfaits de la ponction lombaire. Cette quantité est indiquée dans la plupart des observations :

nous résumons ci-dessous les renseignements donnés par les auteurs sur ce point en les rangeant par ordre de quantité croissante :

5	centim. cubes :	*Nolke.*	Observ.	XVI
5	»	*Gumprecht.*	»	XXI
5	»	*Sergent et Grenet.*	»	XXIX
9	»	*De Lapersonne et Cerise.*	»	XXVIII
10	»	*Gumprecht.*	»	XXII
15	»	*Krönig.*	»	VIII
15	»	*Nolke.*	»	XVII
15	»	*Wilms.*	»	XVIII
15	»	*Breton et Gaehlinger.*	»	XXXIV
20	»	*Lichteim.*	»	X
20	»	*Lichteim.*	»	XII
20	»	*Maystre.*	»	XXIV
20	»	*Gayet.*	»	XXV
22	»	*Fürbringer.*	»	III
25	»	*Lichteim.*	»	II
25	»	*Von Hockhaus.*	»	XX
25	»	*Breton, Minet, Tramblin.*	»	XXVII
25	»	*Minet et Verhaeghe.*	»	XXXI
30	»	*Lichteim.*	»	XI
30	»	*Masing.*	»	XXVI
50	»	*Fürbringer.*	»	IV
50	»	*Fürbringer.*	»	V
50	»	*Fürbringer.*	»	VII
90	»	*Fürbringer.*	»	VI

On voit par ce résumé que :

4	fois la quantité	évacuée	oscillait entre	0 et 10	centimèt.
5	»	»	»	10 et 20	»
9	»	»	»	20 et 30	»
2	»	»	atteignait	30	»
3	»	»	»	50	»
1	fois enfin la quantité	évacuée	atteignait	90	»

Ces chiffres nous seront, eux aussi, précieux lorsque nous essaierons de nous rendre compte de la pathogénie de la mort après ponction lombaire.

4° Précautions appliquées au malade

Nous en avons déjà parlé tout à l'heure, en partie, lorsque nous avons rappelé que, presque toujours, les observateurs ne spécifient pas la position où ils ont mis leur patient pour pratiquer la ponction lombaire.

Dans aucune observation, il n'est noté que l'on ait, comme le préconise Sicard, laissé le sujet au repos pendant deux jours, la tête appuyée sur un traversin bas. De même, les précautions post-opératoires ne semblent guère avoir attiré non plus l'attention des auteurs : après la ponction, écrit Sicard, l'attitude déclive devra être maintenue pendant douze à dix-huit heures environ et la position horizontale stricte pendant trois jours au moins, la tête sur un traversin bas. Or, dans nos trente-quatre observations, des précautions post-opératoires ne sont notées avoir été prises que par De Lapersonne et Cerise (malade maintenu au lit, couché à plat) et par Minet et Verhaeghe (malade maintenu dans le décubitus dorsal). Les autres observations sont muettes sur ce point : bien plus, dans l'une d'elles (Oppenheim, observation n° 33), le malade s'est levé quelques heures après la ponction.

5° Durée de la survie.

La durée de la survie a été enregistrée à propos de chacune des observations, et presque toujours notée en heures ou en jours, comme on peut s'en rendre compte facilement par le tableau annexé au chapitre d'his torique. Nous nous bornerons donc ici à classer les observations par ordre de survie croissante :

Groupe	N°	Auteur	Survie	Observation
4 cas de mort rapide (sans autre précision).	1.	*Stadelmann.*		Observation XIII
	2.	*Stadelmann.*		» XIV
	3.	*Oppenheim.*		» XXXII
	4.	*Oppenheim.*		» XXXIII
3 cas de mort subite.	1.	*Lichteim.*		Observation XI
	2.	*Sergent et Grenet.*		» XXIX
	3.	*Klose.*		» XXX
12 cas de mort de 1/2 heure à 12 heures après la ponction.	1.	*Nolke.*	1/2 heure	Obser. XVI
	2.	*Fürbringer.*	1 heure	» VI
	3.	*Lichteim.*	»	» X
	4.	*Lenhartz.*	»	» XV
	5.	*Breton et Ghaelingher.*	»	» XXXIV
	6	*Krönig.*	2 heures	» VIII
	7.	*Fürbringer.*	5 heures	» VII
	8.	*Wilms.*	»	» XVIII
	9.	*Fürbringer.*	6 heures	» V
	10.	*Minet et Verhaeghe.*	»	» XXXI
	11.	*Lenhartz.*	7 heures	» I
	12.	*Gumprecht.*	12 heures	» XXI
5 cas de mort de 12 à 24 heures après la ponction.	1.	*Masing.*	15 heures	Obser. XXVI
	2.	*Breton, Minet, Tremblin.*	20 heures	» XXVII
	3.	*Fürbringer.*	24 heures	» IIII
	4.	*Lichteim.*	»	» XII
	5.	*Nolke.*	»	» XVII
6 cas de mort de 1 à 3 jours après la ponction.	1.	*Lichteim.*	36 heures	Obser. II
	2.	*Fürbringer.*	2 jours	» III
	3.	*De Lapersonne, Cerise.*	60 heures	» XXVIII
	4.	*Riecken.*	3 jours	» IX
	5.	*Krönig.*	»	» XIV
	6.	*Maystre.*	»	» XXIIII

1 cas de mort 7 jours après la ponction. — *Gayet* (Observation XXV).
1 cas de mort 12 jours après la ponction. — *Von Hockhaus* (Observ. XX).

6° Causes invoquées pour expliquer la mort

Nous n'avons en vue, dans ce chapitre de clinique, que les causes apparentes de la mort, et non les causes réelles invoquées avec plus ou moins de raison, ces dernières devant être étudiées avec de plus amples détails au chapitre suivant.

Nous bornant donc à présent à la cause apparente de la mort, à la cause clinique en quelque sorte, nous voyons encore ici que les renseignements font souvent défaut et que la plupart des observateurs se bornent à noter « mort du malade » ou « exitus lœtalis », à la façon des Allemands, sans autres détails. Quelques observations, cependant, sont plus explicites et invoquent soit la paralysie respiratoire, soit l'arrêt brusque du cœur :

12 cas d'arrêt de la respiration.	1. *Fürbringer.*	Observ.	III
	2. *Fürbringer.*	»	V
	3. *Krönig.*	»	VIII
	4. *Lichteim.*	»	XI
	5. *Lichteim.*	»	XII
	6. *Nolke.*	»	XVI
	7. *Wilms.*	»	XVIII
	8. *Gumprecht.*	»	XXI
	9. *Gumprecht.*	»	XXII
	10. *Mingazzini.*	»	XXIII
	11. *De Lapersonne et Cerise*	»	XXVIII
	12. *Sergent et Grenet.*	»	XXVIX

1 cas d'arrêt brusque du cœur : *Lichteim.* Observ. II.

1 cas d'arrêt combiné du cœur et de la respiration : *Stadelmann.* Observ. XIV.

1 cas d'hyperthermie considérable : *Maystre.* Observ. XXIV.

Le silence des autres observateurs sur la cause clinique de la mort s'explique sans doute par plusieurs raisons, et non point uniquement par l'insuffisance d'observations, comme tend à le faire croire l'argumentation de SCHNEYDER. Il est vraisemblablement arrivé plusieurs fois que la mort s'est produite alors que le médecin n'était pas au chevet du malade et que celui-ci était tout simplement observé par un infirmier ou une religieuse de salle. D'autres fois, la mort fut « subite» ou tellement rapide que l'on n'eut point le temps de voir comment elle se produisait, ni de dissocier ce qui ressortissait au cœur et au poumon.

———

CHAPITRE IV

HYPOTHÈSES PATHOGÉNIQUES

Que l'on ne s'étonne point de voir ce chapitre intitulé « Hypothèses pathogéniques » et non simplement « Pathogénie ». Nous avons voulu, par là, signaler d'emblée toute l'obscurité d'une question dont nombre d'auteurs ont cherché et proposé la solution sans la résoudre jamais d'une façon absolument satisfaisante.

Notre rôle consistera, dans ce chapitre, à rapporter d'abord succinctement les diverses hypothèses émises et les diverses causes incriminées et à chercher ensuite s'il est possible de se reconnaître dans ces interprétations différentes et d'arriver à se faire une opinion personnelle sur la pathogénie de la mort après ponction lombaire.

L'un des premiers, Martin a cherché a se rendre compte du mécanisme de la mort. Nous n'avons point relaté l'observation qu'il cite parce que, dans ce cas, la rachicentèse avait été suivie de l'injection dans les espaces sous-arachnoïdiens de dix centimètres cubes d'une solution d'iodure de potassium.

L'opinion de MARTIN mérite néanmoins d'être rappelée, car il attribue la mort de son malade uniquement à la ponction lombaire. « Une première con- » clusion s'impose, écrit MARTIN après avoir analysé » un travail de SIR DYCE DURKWORTH sur des trau- » matismes crâniens : c'est que le syndrome arrêt » complet de la respiration et persistance des batte- » ments du cœur est dû vraisemblablement à un » choc bulbaire.. Dans toute ponction de QUINCKE, » on observe des effets... de la décompression ; à » mesure que le liquide s'écoule, le malade accuse » une sensation de pesanteur à la tête; mais, si ses » vaisseaux et ses centres nerveux ne sont pas en trop » mauvais état, la pression se régularise bien vite » et tout rentre dans l'ordre. Si, au contraire, les » centres nerveux et la circulation cérébrale présen- » tent des altérations multiples, la compensation » ne pourra pas s'établir et le choc, quelque mi- » nime qu'il soit, sera suffisant pour provoquer » un accident mortel. »

Pour appuyer cette conception pathogénique, MARTIN établit une comparaison avec les conséquences des traumatismes crâniens, bien étudiés par POLS ; un individu tombe sur la tête ; si sa vascularisation cérébrale est normale, il présente une esquisse du choc bulbaire ; pendant quelques secondes ou même quelques minutes, il a une syncope respiratoire complète ; puis ces phénomènes se dissipent, il reprend connaissance ; mais, si le choc est subi par un homme porteur d'une lésion quelconque du cerveau ou de la moelle, ses conséquences seront plus graves et la mort pourra s'ensuivre. Somme toute, pour MARTIN, c'est l'état défectueux des centres nerveux et de la moelle et, consécutivement, les graves altérations dans la circulation cérébrale qui sont la cause de la mort après ponction lombaire.

MILIAN, de ses recherches, conclut que les accidents consécutifs à la ponction lombaire se rencontrent plus fréquemment quand il y a hypotension avant la ponction, que quand il y a hypertension : « Dans ces derniers cas, dit-il, la fonction ramène la tension à la normale. »

Ce raisonnement ne paraît pas exact à KRÖNIG; il fait remarquer à juste titre que, chez les malades atteints d'affections cérébrales chroniques, le cerveau a acquis une tolérance remarquable pour les pressions élevées ; et on ne saurait revenir à la pression normale sans risquer de faire courir un danger au malade.

FÜRBRINGER estime que les accidents mortels sont dus à ce fait, qu'un néoplasme intracrânien est un obstacle à la reproduction du liquide céphalo-rachidien soustrait par la ponction lombaire.

Pour RAYMOND, l'explication est tout autre : nous relaterons ici succinctement l'observation citée par POTHERAT, à propos de laquelle il eut l'occasion d'exposer sa manière de voir : «... Je fus » appelé par M. le Professeur RAYMOND à opérer » un jeune malade chez lequel il avait diagnos-

» tiqué une tumeur du cervelet, et dont les acci-
» dents étaient rapportés par le Professeur Ray-
» mond à une surabondance de liquide céphalo-
» rachidien. Il s'agissait de faire une ponction
» évacuatrice au niveau du ventricule latéral. Je
» fis, suivant les règles établies en pareille matière,
» après trépanation, cette ponction, et je retirai
» 30 grammes de liquide absolument limpide. Les
» suites de cette intervention furent des plus
» fâcheuses ; la température s'éleva rapidement à
» 40 et 41 degrès, et, 24 heures environ après
» l'opération, le malade succombait. L'autopsie
» montra qu'il n'y avait eu aucune infection opé-
» ratoire ; aucun indice d'inflammation n'existait. Le
» liquide céphalo-rachidien n'était pas aussi sur-
» abondant qu'on avait été autorisé à le croire, et
» M. Raymond interpréta le fait de la manière
» suivante : la tumeur, d'ailleurs petite, était sus-
» pendue au plafond du quatrième ventricule ; le
» liquide céphalo-rachidien la séparait du plancher.
» La soustraction de 30 grammes du liquide avait
» suffi à amener le contact de la tumeur avec le
» plancher du quatrième ventricule. Cette compres-
» sion avait provoqué l'hyperthermie et la mort. »

Une explication analogue à celle de Raymond est également admise par Widal et Sicard, qui s'expriment en ces termes dans le *Traité de Pathologie générale* : « On ne saurait oublier qu'en
» présence du diagnostic possible de tumeur céré-
» brale, et surtout cérébelleuse, la ponction lombaire

» doit être pratiquée avec une prudence extrême, » et le liquide céphalo-rachidien n'être retiré qu'en » très petite quantité. Une évacuation trop rapide » de ce liquide aurait pour effet de laisser retomber » sur le plancher bulbaire la masse du cervelet, » qui ne serait plus soutenue par le matelas liquide » qui l'entourait. Une syncope mortelle pourrait être » la conséquence de cette trop brusque décom- » pression. »

Tuffier, à la Société de Chirurgie, adopte une opinion identique.

Un certain nombre d'autres auteurs proposent une explication toute différente, basée vraisemblablement sur les recherches expérimentales de Ossipoff. Celui-ci, dès 1901, ayant pratiqué la ponction lombaire sur huit chiens, avait noté que l'extraction du liquide céphalo-rachidien amène chez cet animal une hyperémie marquée des méninges et de la substance cérébrale et médullaire. Des ponctions répétées avaient produit, chez les animaux en expérience, non plus une simple hyperémie, mais des hémorragies véritables, avec de grosses lésions des cellules nerveuses. Enfin, Ossipoff avait remarqué que, si l'on accélérait la rapidité d'évacuation du liquide, en l'aspirant avec une seringue, les accidents étaient encore plus marqués. Se basant sur ces données expérimentales, il conseillait d'éviter la ponction lombaire chez l'homme atteint d'artério-sclérose et dans les cas où il n'existe pas d'hypertension.

A la suite d'Ossipoff, Maystre fait jouer un grand rôle à ce qu'il appelle la congestion *ex vacuo*. Le cerveau de la malade observée par lui était, avant la ponction, le siège d'une congestion assez intense pour déterminer de petits ictus apoplectiformes et des troubles intellectuels ; la tumeur, histologiquement, était une tumeur vasculaire, et, même macroscopiquement, elle présentait de nombreux vaisseaux dans sa masse et à la périphérie. Il est probable, selon Maystre, que, sous l'influence de la ponction, le processus congestif, qui peut-être aurait abouti tout seul à l'hémorragie, s'est accentué au point de produire cette hémorragie péritumorale à propagation méningée ; quant à la double hémorragie protubérantielle, elle s'expliquait facilement chez une syphilitique, dont les vaisseaux friables, congestionnés par suite de la présence de la tumeur, avaient pu se rompre sous l'influence d'une modification circulatoire.

Enfin, pour d'autres auteurs encore, et ils sont assez nombreux, la ponction lombaire ne joue aucun rôle dans la genèse des accidents. Il s'agit tout simplement de coïncidences ; et, les malades atteints de tumeur cérébrale étant, comme le fait remarquer Heydenreich, exposés à mourir subitement en dehors de toute intervention, il ne faudrait pas trop se hâter d'attribuer à la rachicentèse des morts dont elle ne serait pas responsable.

Cette hypothèse est celle vers laquelle penche Maystre lui-même, après avoir discuté assez longuement le cas observé par lui : « Cette intervention n'a fait, sans doute, que favoriser et précipiter le raptus hémorragique qui allait se produire à bref délai. » C'est l'opinion soutenue également par SCHNEYDER et par les auteurs qui, comme nous l'avons vu dans notre chapitre d'historique, croient à l'innocuité de la rachicentèse (ABADIE, CHIPAULT, Mlle PISAREFF, MOINDROT, etc...).

On voit, par cet exposé des diverses opinions émises sur la pathogénie des accidents mortels observés après la ponction de Quincke, combien cette question a été discutée et combien les auteurs sont loin de s'entendre à ce sujet.

Les uns incriminent l'état défectueux des centres nerveux et de la moelle et, consécutivement, de graves altérations dans la circulation cérébrale (MARTIN). D'autres accusent uniquement l'hypotension causée dans les espaces sous-arachnoïdiens par la soustraction du liquide lombaire (MILIAN). Certains (FÜRBRINGER) considèrent la tumeur cérébrale comme un obstacle à la reproduction du liquide céphalo-rachidien soustrait par la rachicentèse. D'autres encore (RAYMOND, POTHERAT, WIDAL et SICARD, TUFFIER) estiment que la suppression du liquide cérébro-spinal peut faire tomber le cervelet sur le bulbe, d'où production d'accidents rapidement mortels. Quelques-uns, à la suite d'OSSIPOFF (MAYSTRE), font jouer un rôle important à la congestion *ex vacuo* et aux hémorragies diverses qu'elle est susceptible de provoquer.

Enfin, pour certains, il ne s'agit que de coïncidences, où l'intervention de la ponction lombaire n'entre pas en ligne de compte (Schneyder, Abadie, Chipault, Mlle Pisareff, Moindrot, etc.).

Le moment est venu pour nous d'essayer de prendre parti dans cette discussion avec toute la prudence et la réserve que comporte un sujet où l'accord est aussi loin d'être fait entre les auteurs.

Comme nous l'avons dit au début de notre thèse, nous rejetons d'emblée l'opinion de ceux d'entre eux qui voient dans les cas de mort après ponction lombaire de simples coïncidences où la rachicentèse ne joue aucun rôle. Nous croyons fermement, au contraire, qu'elle est susceptible, dans certaines conditions, de causer la mort du malade. Et cette conviction, nous la basons sur les 34 observations que nous avons relatées plus haut, et dont nous nous sommes efforcés de préciser les circonstances cliniques. Certes, parmi ces observations, un certain nombre peuvent prêter à controverse, celles, en particulier, où la mort a suivi la ponction lombaire à longue échéance. Mais nous pouvons noter de suite que, dans le plus grand nombre des cas, quelques heures à peine se sont écoulées entre la rachicentèse et la mort : dans vingt-quatre observations, en effet, la durée de la survie n'a pas excédé vingt-quatre heures ; et, dans toutes ou presque toutes, l'évacuation du liquide céphalo-rachidien a été suivie *immédiatement* de phénomènes inquiétants d'emblée, phénomènes qui se sont aggravés dans la journée, jusqu'à conduire le malade à l'exitus. Il faut, en vérité, argumenter de principe pour ne voir dans de tels faits qu'une simple coïncidence. Et, d'ailleurs, pour ne parler même que de ceux auxquels nous avons pu assister dans le service de M. le Professeur COMBEMALE (Observations XXVII et XXXI), ils nous ont laissé, à nous comme à tous ceux qui en furent les témoins, l'impression saisissante d'une relation de cause à effet absolument certaine.

Même lorsque la mort n'est point survenue aussi rapidement, le rôle de la ponction lombaire ne nous paraît pas moins important. Il suffit, pour s'en convaincre, de relire les observations de LICHTEIM (II), de FÜRBRINGER (III), de DE LAPERSONNE et CERISE (XXVIII), de MAYSTRE (XXIV), de VON HOCKHAUS (XX). Dans chacune d'elles, même dans celle de VON HOCKHAUS (où cependant la survie atteignit douze jours), la rachicentèse fut suivie *immédiatement* de phénomènes variés (douleurs, vomissements, vertige, abattement, etc...) qui s'aggravèrent jusqu'à la mort. Nous mettrons à part trois observations seulement : celle de RIECKEN (IX), où trois jours s'écoulèrent sans incident et où la mort subite se produisit le troisième jour ; celle de KRÖNIG (XIX), pour laquelle nous n'avons pas recueilli de détails suffisants, et dans laquelle il s'agit d'ailleurs d'un cas unique de typhus récurrent ; celle de GAYET (XXV), où la mort survint le septième jour, alors que les cinq premiers jours consécutifs à la ponction s'étaient écoulés sans incidents. Dans ces trois observations il s'agit évidemment de faits discutables, où l'influence néfaste de la ponction lombaire peut être mise en doute, et où, peut-être, il ne faut voir que de simples coïncidences.

Voici donc la question nettement posée à notre point de vue : nous considérons la ponction lombaire comme ayant été, dans des cas très rares, heureusement, la cause de la mort du malade. Nous disons « comme ayant été » et non « comme pouvant être » : il y a une nuance, en effet, et une nuance d'une grande importance. Sicard, et d'autres avec lui, prétendent que, en prenant des précautions suffisantes, on peut se mettre à l'abri d'accidents aussi graves. Mais nous empiéterions sur le chapitre suivant si nous discutions actuellement ce point particulier. Bornons-nous, quant à présent, à renvoyer le lecteur au chapitre V et à rappeler, sans y insister, l'observation de Sergent et Grenet (XXIX), où toutes les précautions les plus minutieuses furent prises en vue d'éviter un accident, et où cependant cet accident se produisit, dans des conditions telles que Sicard lui-même fut bien forcé de reconnaître l'existence d'un rapport de cause à effet entre la rachicentèse et la mort.

La ponction lombaire étant considérée, cliniquement, comme susceptible de causer la mort, quelle est l'explication de ce phénomène ? Nous avons vu combien d'hypothèses différentes avaient essayé de résoudre ce problème, sans y arriver d'ailleurs d'une façon satisfaisante pour tous.

La raison, croyons-nous, en est bien simple : c'est que les auteurs qui ont cherché à s'expliquer le mécanisme de la mort, se sont laissé en quelque sorte hypnotiser par le cas ou les quelques cas qu'ils avaient observés eux-mêmes, et n'ont pas su généraliser le problème en examinant tous les cas connus jusqu'à eux. Ils sont tombés dans l'erreur où est tombé Schneyder, qui, ayant pratiqué la rachicentèse dans six cas de tumeurs cérébrales, et n'ayant pas noté d'accidents, conclut à l'innocuité certaine de l'opération. Il faut se garder, à notre sens, de généraliser de la sorte des faits personnels et forcément peu nombreux.

Dans un certain nombre de cas, il n'est pas douteux qu'il faille faire jouer un rôle important, capital même, à la congestion *ex vacuo* dont parle Maystre, et aux hémorragies susceptibles d'en être la conséquence : les expérimentations de Ossipoff démontrent d'une façon certaine l'existence de ces hémorragies. Et, d'ailleurs, plusieurs autopsies de malades décédés après ponction de Quincke ont permis de trouver des lésions hémorragiques très suffisantes pour expliquer la mort : c'est le cas dans les observations de Krönig (VIII), de Stadelmann (XIII), de Von Hockhaus (XX), de Maystre (XXIV), de Masing (XXVI), de Sergent et Grenet (XXIX), de MINET et VERHAEGHE (XXXI), de OPPENHEIM (XXXII et XXXIII). Voilà donc neuf observations où le mécanisme des accidents mortels n'a pas besoin d'être longuement discuté : l'évacuation du liquide céphalo-rachidien a amené une congestion intense des vaisseaux encéphaliques, et cette congestion a été jusqu'à la rupture, d'où hémorragie et mort.

Mais ceci ne nous donne la clef que pour neuf cas, et nous en avons relevé trentre-quatre. Que s'est-il passé dans les vingt-cinq autres ? Les autopsies, lorsqu'elles ont été pratiquées, sont malheureusement muettes, et l'on n'y découvre aucune cause de mort. Nous sommes donc réduit aux hypothèses, ainsi que nous l'avons déjà dit au début de ce chapitre.

Un fait doit retenir encore notre attention. Il est noté dans les observations n°s 3 et 4 de FÜRBRINGER : cet auteur trouva, à l'autopsie, que le liquide céphalo-rachidien était très abondant dans le crâne, et au contraire très peu abondant dans le rachis. Il est vrai que les tumeurs encéphaliques s'accompagnent habituellement de dilatation des ventricules et de surabondance de liquide cérébro-spinal. La disproportion entre les quantités de ce liquide trouvées dans le crâne et dans le rachis, disproportion qui étonna FURBRINGER, n'en est pas moins un fait intéressant. Et nous nous demandons si, dans un cas de ce genre, il ne pourrait s'agir de sujets chez qui les voies de communication entre les espaces sous-arachnoïdiens encéphaliques et rachidiens seraient obturées. Il y aurait peut-être là une cause de phénomènes vasculaires dont le mécanisme plus intime nous échappe, mais que nous tenons cependant à signaler.

Quoi qu'il en soit, la mort reste bien inexpliquée, au point de vue anatomo-pathologique, dans vingt-cinq cas sur trente-quatre. Nous sommes obligé de faire remarquer, malheureusement, combien les renseignements fournis par les auteurs sont insuffisants. La plupart ne disent rien de la cause de la mort, d'où nous concluons qu'ils n'en ont pas trouvé. Les autres déclarent n'avoir découvert aucune lésion susceptible d'expliquer l'exitus. Mais aucun, et c'est un point très important sur lequel nous désirons attirer l'attention, aucun ne nous dit avoir pratiqué l'*examen microscopique des centres nerveux*. Il y a là une lacune que nous ne pourrions trop regretter. On ne doit jamais, Déjerine y insistait récemment encore à propos de la discussion sur l'aphasie, affirmer qu'un cerveau, un bulbe, une moelle épinière, sont intacts, si l'on n'a pas pratiqué l'examen histologique en coupes sériées. Nombre de lésions échappent à l'examen anatomo-pathologique macroscopique le plus attentivement fait. Peut-être des coupes histologiques auraient-elles permis de découvrir de fines lésions des cellules nerveuses, comme la congestion est susceptible d'en produire, et auraient-elles ainsi donné la clef du problème.

Ceci dit, à quelle hypothèse donnerons-nous la préférence? Considérerons-nous, avec Fürbringer, la tumeur cérébrale comme un obstacle à la reproduction du liquide céphalo-rachidien soustrait par la rachicentèse? Mais cette interprétation, dont l'obscurité, d'ailleurs, n'échappera à personne, ne nous expliquerait pas les cas où il s'agissait d'affections autres que des tumeurs cérébrales.

Estimerons-nous, avec Raymond, Potherat, Widal et Sicard, Tuffier, que la suppression du liquide céphalo-rachidien peut faire tomber le cervelet sur le bulbe, d'où production d'accidents rapidement mortels? Mais cette interprétation, toute séduisante qu'elle paraisse au premier abord, ne nous rend compte encore, selon nous, que des cas de mort immédiate. Cette sorte de coup de marteau donné par le cervelet sur le bulbe devrait amener une inhibition brutale de ce dernier, et par conséquent l'apparition immédiate des accidents cardio-pulmonaires mortels. Comment leur apparition pourrait-elle ne se faire que quelques heures et même quelques jours après?

Adopterons-nous, enfin, l'hypothèse du choc bulbaire émise par Martin, choc bulbaire causé non plus par une lésion brutale comme la chute du cervelet sur le bulbe, mais par des phénomènes vaso-moteurs intenses amenant des lésions graves des cellules des centres bulbaires? Cette hypothèse, avouons-le, nous séduit plus particulièrement et est sans doute applicable, à un certain nombre de cas tout au moins. C'est la seule, en effet, qui nous paraisse basée sur des données un peu plus précises. MARTIN, se reportant à des observations de MACEWEN, de SIR DYCE DURKWORTH, montre que, vraisemblablement, le syndrome arrêt complet de la respiration et persistance des battements du cœur est dû à un choc bulbaire. Or, dans les observations étudiées par nous, nous avons pu noter (voir le chapitre III, synthèse clinique) que, douze fois, la mort s'est produite par arrêt de la respiration, une fois seulement par arrêt du cœur, et une fois par arrêt combiné du cœur et de la respiration. Nous ne saurions, croyons-nous, trop insister sur ce point, qui donnera peut-être l'explication des phénomènes aux observateurs de l'avenir, plus souci ux de rechercher l'état histologique des cellules nerveuses.

L'exposé que nous venons de faire justifie le titre « Hypothèses pathogéniques », mis en tête de ce chapitre. Si, en effet, dans neuf cas, la mort nous est expliquée par des accidents d'hémorragie intracrânienne, dans vingt-cinq, son mécanisme reste obscur et ne peut être élucidé de façon certaine. Il nous est permis de disserter sur ce mécanisme ; il nous est permis même d'avoir une préférence pour telle ou telle explication pathogénique ; il ne nous est pas permis de conclure formellement en faveur de l'une ou de l'autre.

CHAPITRE V

EST-IL PERMIS D'ÉVITER A COUP SUR LA MORT APRÈS PONCTION LOMBAIRE ?

A cette question importante, primordiale même à notre sens — puisque notre but a été avant tout de mettre en garde contre la possibilité de mort après ponction lombaire —, à cette question nous sommes bien embarrassé de répondre de façon catégorique.

Nous ne rappellerons pas ici les noms des auteurs qui ont résolu le problème par l'affirmative, ni de ceux qui l'ont résolu par la négative : nous renvoyons pour cela au chapitre d'Historique du début de notre thèse. Nous nous bornerons à donner notre opinion personnelle, basée sur la lecture attentive des travaux des auteurs et surtout sur la lecture approfondie des 34 observations qui font l'objet de notre travail.

Nous croyons que, en prenant des précautions minutieuses, il est possible de réduire au minimum les chances de mort qu'une ponction lombaire peut faire courir à un malade, surtout à un malade atteint de tumeur cérébrale. Nous ne croyons pas qu'il soit possible d'écarter le danger d'une façon absolument certaine.

Et, à l'appui de cette opinion, nous ne citerons que l'une des observations les plus récentes, celle de Sergent et Grenet (XXIX), où toutes les précautions les plus minutieuses furent prises en vue d'éviter un accident et où pourtant cet accident se produisit, dans des conditions telles que Sicard lui-même fut bien forcé d'avouer l'existence d'un rapport de cause à effet entre la rachicentèse et la mort.

Les préceptes qui doivent guider le médecin lorsqu'il a décidé de pratiquer une ponction lombaire, en particulier chez les néoplasiques cérébraux, sont les suivants (Sicard) :

1° Refuser la rachicentèse à tout malade soupçonné de néoplasie cérébrale, chez lequel les troubles fonctionnels, céphalée, nausée, vertiges, s'exagèrent notablement par le décubitus horizontal ;

2° Nous irons même plus loin que Sicard et nous dirons : refuser la ponction lombaire à tout malade soupçonné de néoplasie cérébrale, chez lequel les troubles fonctionnels ne sont pas trop accentués ou cèdent à une thérapeutique palliative. Ne la pratiquer que dans les cas où ces troubles, ne cédant à aucun traitement symptomatique, rendent véritablement intolérable la vie du malade ;

3° Avant toute ponction lombaire, laisser les malades au lit durant vingt-quatre heures ;

4° Pour toute ponction lombaire, ne ponctionner qu'en décubitus latéral, la tète non soulevée ;

5° Après toute ponction lombaire, laisser les malades au lit, dans le décubitus dorsal, la tête également non surélevée pendant quarante-huit heures :

6° Ne retirer que 4 à 8 centimètres cubes de liquide, sans avoir recours à l'aspiration ;

7° Employer une aiguille fine de 8 à 9 dixièmes de millimètre, pour réduire au minimum la blessure méningée et pour éviter la sortie trop rapide du liquide céphalo-rachidien.

Au cas de néoplasie cérébrale, ces principes seront encore plus strictement appliqués :

1° Avant la ponction, repos horizontal au lit, la tête non surélevée, pendant quarante-huit heures ;

2° Ne ponctionner qu'en décubitus latéral, la tête légèrement abaissée, dans une sorte de position à la Trendenlenburg, que l'on obtient facilement à l'aide de supports glissés sous les pieds antérieurs du lit ;

3° Après la ponction, garder cette position avec tête légèrement plus basse, durant douze à vingt-quatre heures ; puis, repos horizontal absolu, toujours au lit, durant quarante-huit heures, la tête non surélevée.

Ces règles étant rigoureusement observées, Sicard n'aurait jamais eu, au cours de nombreuses ponctions pratiquées pour néoplasies cérébrales, le moindre incident post-opératoire.

Nous doutons fort, pour notre part, qu'il soit facile d'appliquer rigoureusement ces préceptes. En effet, dans la clientèle hospitalière, et même dans la clientèle de ville, trouvera-t-on beaucoup de malades susceptibles de se prêter à leur stricte observation ? Trouvera-t-on un entourage capable de veiller jour et nuit à empêcher la moindre dérogation ? Souvenons-nous que les néoplasiques cérébraux ont, souvent, des modifications du caractère, une instabilité très marquée. Et répétons à nouveau qu'il ne faut véritablement pratiquer chez eux la rachicentèse que lorsqu'on ne peut plus faire autrement : ce sera encore la meilleure façon d'éviter les accidents mortels après ponction lombaire.

CHAPITRE VI

CONCLUSIONS

1° Le médecin doit savoir qu'une ponction lombaire peut n'être pas toujours une intervention inoffensive, mais est susceptible parfois de devenir une cause de mort, en particulier chez les malades atteints de tumeur cérébrale.

2° L'interprétation pathogénique des cas de mort après ponction lombaire nous échappe pour la plupart d'entre eux. Si quelques-uns, en effet, relèvent d'hémorragies intracrâniennes, causées par les modifications de la circulation encéphalique consécutives à l'évacuation du liquide céphalo-rachidien, les autres n'ont point d'explication anatomo-pathologique suffisante, et nous en sommes réduit aux hypothèses lorsque nous cherchons à les interpréter. Des observations histologiques précises donneront peut-être plus tard la clef des phénomènes.

3° Des précautions minutieuses réduisent au minimum les chances de mort qu'une ponction lombaire peut faire courir à un malade. Elles n'écartent pas le danger d'une façon absolue.

INDEX BIBLIOGRAPHIQUE

ABADIE. — *Journal de Médecine de Bordeaux*, 1901-03.

BRAUN. — 1° *Arch. f. Klin. chir.*, LIV, 4, p. 885 ; 2° *Semaine médicale*, 1897, p. 158.

BRETON, MINET, TRAMBLIN. — *Écho médical du Nord*, 1906, n° 21, p. 236, et communication orale.

BRUNS. — *Die geschwülste des Nervensystems*. Berlin, Karger, 1897, s. 235.

CHIPAULT. — 1° De la ponction lombo-sacrée. Académie de Médecine, 1897, 6 avril ; 2° Sociéte de Biologie, 26 octobre 1901 ; 3° Société de Chirurgie, 7 mai 1902.

DE LAPERSONNE et CERISE. — Société de Neurologie, 2 mai 1907 *(in Revue Neurologique*, p. 517, 1907).

DUBREUIL. — Thèse. Bordeaux, 1903.

DUFLOS. — La ponction lombaire en psychiâtrie. Thèse. Paris, 1901.

DURET. — Les tumeurs de l'encéphale.

FÜRBRINGER. — 1° *Berlin Klin. Woch.*, 1895, Jahrg. XXI, n° 13 ; 2° *Centralbatt f. innere méd.*, 1896.

GAYET. — Soc. de Chirurgie de Lyon, 1903.

GUMPRECHT. — *Deut. med. Woch.*, 1900.

HEUMBERG. — *Tribune médicale*, 17 janvier 1900.

KLOSE. — 1° Acad. de Méd. de Berlin, 17 nov. 1897 ; 2° XIVe Congrès all. de méd. inter. Wiesbaden, avril 1896 ; 3° XVe Congrès all. de méd. inter. Berlin, juin 1897.

Lenhartz. — 1° *Munch. med. Woch.*, 1895, n° 8 ; 2° XVe Congrès all. de méd. int. Berlin 1897.

Lichteim. 1° *Berlin. Klin. Woch.*, 1895, Jahrg. XXII, n° 13 ; 2° *Deut. zeit. f. Nervenh.*, 1897.

Martin. — *Lyon médical*, oct. 1898, p. 162.

Masing. — *Saint-Pétersb. med. Woch.*, 1904, n° 1.

Mathieu. – Ponctions rachidiennes accidentelles (Monographie Critzmann. Masson, édit., 1902).

Maystre. — Thèse Montpellier, 1903.

Milian. — 1° *Semaine médicale*, 1902, n° 25, p. 201 ; 2° *Gaz. hebd.*, 7 août 1902, p. 733.

Minet et Lavoix. — *Écho médical du Nord*, 25 avril 1909.

Minet et Verhaeghe. — *Écho médical du Nord*, 6 déc. 1908.

Mingazzini. – *Deut. zeit. f. nervenh.*, 1901, t. XIX.

Moindrot. — Thèse Lyon, 1904.

Nolke. — *Deut. med. Woch.*, 1897.

Ossipoff. — 1° *Revue russe de Neurologie*, 1900, t. VIII ; 2° *Deut. zeit. f. Nervenh.*, t. XIX, 4 avril 1901.

Pisareff (Mlle). — Thèse Montpellier, 1904.

Potherat -- Soc. de Chirurgie, 1905, 8 nov.

Quincke. — 1° *Berlin. Klin. Woch.*, sept. 1891, n° 38 ; 2° XIVe Congrès all. de méd. int. Wiesbaden, avril 1896.

Raymond. — Cité par Potherat.

Riecken. — *Deut. arch. f. Klin med.*, 1896, Bd. LVI, n° 1.

Schneyder. — Thèse Bordeaux, 1908.

Sergent et Grenet. — Soc. méd. des Hôp., 5 juin 1908.

Sicard. — 1° Thèse Paris, 1900 ; 2° Monographie, 1902 : 3° *Pratique médico-chirurgicale*, 1907, t. V, p. 517 ; 4° *Presse médicale*, 31 oct. 1908, n° 88.

Stadelmann. — 1° Soc. de Méd. int. de Berlin, 20 oct. 1897 ; 2° Soc. de Méd. int. de Berlin, 19 mai 1899 ; 3° *Berlin. Klin. Woch.*, 1895, n° 13, p. 269.

Vallée. — Thèse Paris, 1896

Von Hockhaus. *Deut. zeit f. Nervenh.*, 1899, Bd. XV, s. 395.

Widal et Sicard. — Article Ponction lombaire, dans le *Traité de Pathologie générale* de Bouchard, t. VI, p. 623.

Wilms. — *Munch. med. Woch*, 1897, n° 3, p. 53.

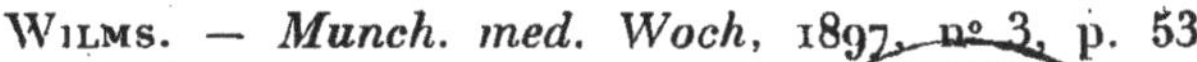

Lille. — Imprimerie LE BIGOT Frères

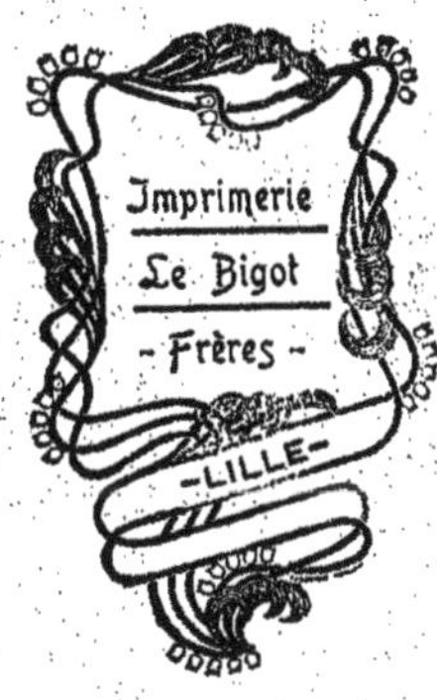
Imprimerie
Le Bigot
- Frères -
-LILLE-

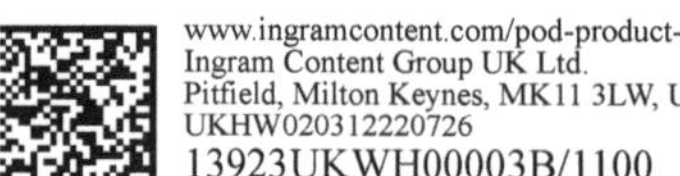

www.ingramcontent.com/pod-product-compliance
Ingram Content Group UK Ltd.
Pitfield, Milton Keynes, MK11 3LW, UK
UKHW020312220726
13923UKWH00003B/1100